大是文化

90%的病自己會好！

「自己治癒力」を活かす生き方 9割の病気は自分で治せる

哪些病其實不必吃藥？
如何用小習慣啟動自癒力？

腦外科權威、惡性腫瘤名醫
岡本裕——著
黃文玲——譯

CONTENTS

第三章　健康與生病的分水嶺　115

第四章

提高自癒力，不必有壓力　129

第五章　這樣「看」醫生才好得快　181

第六章　一起終結喜劇疾病

推薦序一

吃藥不是治病的唯一方法

臺灣基因營養功能醫學學會理事長／劉博仁醫師

臺灣的醫療是舉世稱道的，原因無他，醫師努力進修加上健保資源太方便了。如果各位曾到國外，就知道臺灣醫療方便的可貴，不過這情形也造成民眾過於浮濫使用藥物的結果。

我三十三歲就接耳鼻喉科主任了，曾經創下中區醫院組耳鼻喉科門診人數的冠軍，一個月有將近三千人次看診紀錄，每日忙於開刀、看診、評鑑、教學、念研究所、行政等業務。直到四十歲，自己罹患了嚴重的胃食道逆流症，經過西醫標準的胃鏡、吃藥、復發、胃鏡、吃藥的循環，半年後，我認真問腸胃科主治醫師，這毛病到底可不可以斷根痊癒？結果得到的答案是不可能。當時我的內心就吶喊：「我自己都吃藥吃得不耐煩了，怎麼老叫我的患者吃藥？」

之後因緣際會，念了營養醫學研究所以及博士班，經過研究、自我實驗、廣查資料，這才發現許多疾病不能只靠藥物，甚至有些藥物是無效醫療。而我自己的胃酸逆流症，也透過生活調理、營養醫學補充而獲得根治。當然，因為認同不用藥的大方向，我開始在醫院開設自然營養療法門診，從剛開始沒有患者的窘境，到初診患者必須預約半年以上的盛況，我知道，許多患者已經認同「吃藥已不是治療疾病的唯一方法」。

在看過岡本裕醫師《九〇%的病自己會好！》一書後，發現他有許多觀念與我的「疾病，不一定靠藥醫」很雷同，例如：

- 生病不是不需要吃藥，而是若吃藥一直不會好，那醫師以及病人就應該要檢討原因了。
- 不是一發現血壓高就必須長期吃藥，而應從壓力緩解、飲食、睡眠等方法調理才是根本。
- 血糖標準降低，於是糖尿病患者暴增幾百萬人，但並非都需要吃藥，應從調整飲食來著手。

- 膽固醇高不必立刻吃藥，因為藥物也有副作用，應從飲食、營養來平衡膽固醇。
- 腸子是人體最重要的免疫器官，所以我常說：「如果要抗衰老，腸道要先不老。」
- 制酸劑不能根治胃潰瘍，因為壓力、細菌感染才是主因。
- 抗憂鬱藥物可能讓人越吃越不開朗。

在書中，他同時提出釋放壓力的重要。許多人想不開，猛鑽牛角尖，這是會摧毀自我的強大後座力，不管是癌症患者或自體免疫疾病朋友，都應該注意這點。還有適當的按摩拍打穴位，也是岡本裕醫師所推薦的。的確，適度的按壓重要穴道，對於活化經絡、促進健康有相當大的好處。當然，他也認同以重要營養素調理身體的重要性，因為我是學營養醫學的醫師，所以我可以大膽的說，只要用對營養處方，疾病，是不一定得靠藥醫的。

岡本裕醫師這本《九〇%的病自己會好！》，寫得相當好，不但不會過於艱澀，易於理解，而且能夠將你所不知道的藥物與疾病關係，一語道破。相信是重視養生、追求健康的你需要的「平安書」。

現職：臺中科博特診所院長、臺北菁英診所功能醫學門診中心營運長。

商業週刊百大良醫專刊推薦醫師。

著有《劉博仁功能醫學癌症大調理》、《劉博仁不藏私的健腦祕密》、《疾病，不一定靠「藥」醫》等。

推薦序二

另一種養生新方式

臺灣首位中醫針灸博士、中國醫藥大學中醫學系講座教授／**林昭庚醫師**

中國醫學源遠流長，博大精深，自有典籍記載以來，即超過三千年的歷史，不僅具有完整的醫學理論，更累積無數醫家的臨床智慧，迄今仍廣為世人使用，極具珍貴價值。

人們自古便希望健康，更渴望長壽，一個人身體要健康，必須具備四個基本條件：

第一、要有規律的生活；

第二、要有適當的運動；

第三、要有均衡的營養；

第四、要同時修身養性，讓自己能夠有快樂的人生觀。

岡本裕是日本頂尖腦外科醫師，專長惡性腫瘤的臨床治療與研究，他在治療過程中，大都盡量不開藥給患者，但接受其治療及建議的慢性病及癌症患者，復發率卻很低；雖然身為醫師，卻希望患者不要過度依賴醫生及藥物，因而寫下本書《九〇%的病自己會好！》，總結從醫二十多年的診療經驗結晶，教導患者如何保護自己，亦提出養生調理的相關事項及提高自癒力的方法。

綜觀現代社會，雖然進步的科技、發達的醫藥，帶給人們舒適的生活，卻使人們的生活品質日益惡化，罹患文明病及退化性疾病的年齡層亦逐年降低。

隨著生活水準的提高，人們亦日益重視自身的健康。目前市場上琳瑯滿目的保健工具、養生健康食品，無一不是在宣告「活得老，更要活得好」，善用各種「養生之道」來追求健康、延緩衰老，已成為新世紀人類的共同課題。而如何運用知識與科技，選擇適當的保養工具，使自己聰明的抗老化、保健康，正是現代人迫切需要的。

《九〇%的病自己會好！》之出版，為讀者帶來另一種養生新方式，誠為坊間不可多得之書籍，時值本書出版之際，特為文推薦。

現職：現任中國醫藥大學中醫學系講座教授。

臺灣第一位中醫針灸博士、首位本土中醫院士，致力於針灸醫學科學化，是醫學界推崇的中西醫學整合養生權威。

讀者推薦

五萬名讀者大力推薦，部落客好評轉載！

「醫生說的不一定是真理，因為他們有經營醫院的壓力……看了這些數值，我發現，作者岡本醫師所說的很正確。你吃藥，傷的是自己的身體、肥的是藥廠的荷包、賺的是醫院老闆、累死的是醫療人員。」

讀者　潛能密碼

「在迷信醫生、藥丸的情況下，病勢每況愈下，服藥一天比一天多，身體卻一天比一天差……以現在養生知識這麼普及的情況下，周遭的人迷信醫藥的比例仍然居多，希望大家告訴大家，這是一本值得從第一個字，領略到最後一個字的好書。」

讀者　林淳

「日本的醫療環境跟臺灣有相似的地方，都是用門診量、慢性處方箋，將肥羊病患掌握在手中，讓病患吃一輩子的藥。其實最好的藥物就在我們自己的身體，包括自癒力、運動等都是。生活習慣病，若不改變生活方式的話，僅用藥物控制，只會減低病患的自癒力而已。書中介紹的十四種啟動自癒力的方法，值得一看。」

讀者　李明和

「書中所介紹一些提升自癒能力的方式，對我們其實並不難，或許會令我懷疑，真的有這麼簡單嗎？其實要養成好習慣，才是真的困難的地方。藥不是好東西，但是需要的時候還是要使用，重要的是，非必要不要使用藥物，這個觀念一定要養成。」

讀者　阿賢

「當頭棒喝的好書！藥就是毒，每個人對於要吃進肚子裡的藥物，都應該更加關心才對。」

讀者　小花

「看完這本書，下次看醫生一定要當個『奧客病患』，每個檢查和每種藥物都要追根究柢問清楚！」

讀者　Mark

「大部分民眾在醫療疾病方面，還是習於服從權威，殊不知真正近乎奇蹟般的療癒力量，其實就在自己的身體裡。」

讀者　Hiromi

「本書大膽的揭露了醫療體制藉由檢查與開慢性病藥物，留住病患並且賺入營運經費的現象，但真正需要投入的重病醫療研究，卻仍苦於資金不足的困境。讓我們都成為聰明的公民，從自身開始改變現狀吧。」

讀者　哲也

作者簡介
不開藥的名醫——岡本裕

日本人是出了名的愛吃藥，藥品消費金額在世界排名第一。一九八〇至一九九九年期間，有一種叫做「腦循環代謝改善藥」的藥，標榜能改善腦梗塞、預防及治療癡呆症，其實一點效果也沒有，卻在日本狂賣了兩兆日圓（按：約新臺幣四千四百億元）。在這麼愛吃藥的國度，居然有人能以不開藥而成為名醫，這個人就是腦神經外科名醫岡本裕。

岡本裕出生於一九五七年的大阪市，從大阪大學醫學院、研究所畢業後，在大阪大學醫院、大阪市立醫院的麻醉科、加護病房（ＩＣＵ）實習，成為專業腦外科醫生。之後在大阪大學的細胞工程中心，研究癌症的免疫療法和遺傳療法，一直在從事惡性腦腫瘤的治療與研究，並取得醫學博士學位。

從他在大型醫院擔任醫生時，就一直在思考，該如何改善日本的醫療體制與做法中不合理的部分。一九九三年，他終於辭去臨床醫生的工作，並於一九九五年與理念相同的朋友，成立非營利組織「二十一世紀的醫療．醫學思考會」，開始在日本各地宣導健康資訊，開辦健康講習會。

二〇〇一年，岡本裕成立e-Clinic 診所，到二〇〇九年為止，已為兩千四百多名癌症病患提供專業諮詢。他所建議的方式於臨床數據中顯示：病患在淋巴球數的增加、提高生活品質以及提升存活率，都得到顯著的改善。也因為復發率極低、能夠徹底根治，上門求診的病患絡繹不絕。

岡本裕多年來一直致力推廣不吃藥的生活，他獨特的治療方式，不但盡量不開處方，而且只要求病患做最低限度的檢查，強調以最沒有壓力的生活方式，提高身體的自癒力。這種方式不僅治好無數患者，更讓許多藥物上癮者重新開始健康生活。

與此同時，他更勇於挺身揭開醫師、政府和藥廠形成的共生關係，指出這些人長期灌輸民眾「稍有疑慮就先吃藥控制」的錯誤觀念，實際上是讓更多民眾因藥物的副作用而傷害身體。他是日本著名的良心醫師，也是暢銷書作者。

現在他為癌症、慢性病、臨終患者提供醫療諮詢，也從事健康資訊宣傳、治療講習會、中醫治療團等服務。著有《九〇％的病自己會好2：醫生不會告訴你的事》、《你能讓九〇％的病不發生》、《你，就是自己最好的醫生》（以上皆為大是文化出版）、《打造身體一生不積毒的方法：九成的疾病可以靠它來預防！》、《你早該知道的藥物真相》等書。

前言
好病患未必能得到好治療

假如有一天，高血壓、糖尿病、高血脂症❶、肥胖症、痛風、便祕、頭痛、腰痛、失眠、自律神經失調……等疾病的病患突然覺醒，都不去醫院接受藥物治療，因為他們發現居然靠自己的力量就能治好疾病，因而拒絕吃下過多的藥物、接受不必要的檢查——如果真的發生了這種與現實完全相反的狀況，那會怎麼樣？

這樣的假設在現今的醫療風氣下，應該會被斥為無稽之談吧！但如果有一天

① 高血脂症（HL：Hyperlipideia）：指血液中所含的脂肪物質（中性脂肪或膽固醇等）過高。

真的發生了呢？是病患會感到困擾？還是醫生會很傷腦筋？不，我想無論是病患或醫生，都不會感到頭痛才對。

我這個人有個怪毛病，腦子裡常會出現一些奇妙的想法，盡是天馬行空，想像一些根本不可能發生或存在的事。我會在腦海中將這些想法不斷擴大，然後漸漸的，幻想不再只是幻想，開始認為幻想可以成真。不知不覺中，不可能會發生或存在的事，真的成為可以改變窘境的創意，讓人感到不可思議。

就在我的幻想正要進入最後階段、迎向幸福之際，總會有護士催促我趕快看下一個病人，讓幸福的感覺如朝露般迅速消失，就像有人從背後扯了我頭髮一把，把我的思緒立刻拉回現實世界。不過，幻想已經從此烙印在腦海中，揮之不去了。

這次的幻想是我在為病人診療時，突然在腦中湧現的靈感，而且持續的時間居然比以往都來得長。是因為我看診的空檔太長了嗎？還是下一個病患臨時取消看診了？我也記不得了，反正只要沒人把我拉回現實，我的幻想就會繼續無限的擴大。

喜劇疾病與悲劇疾病

其實，本文開頭提到的疾病，都可以靠自己的力量治癒。

話說回來，我身邊的人通常把高血壓、糖尿病、高血脂症、肥胖、痛風、便祕、頭痛、腰痛、失眠、自律神經失調等，歸類為「喜劇疾病」。會取這樣的名字，理由很簡單，因為通常悲劇裡的主角，是絕對不會罹患這些疾病的。請大家想像一下《在世界的中心呼喊愛情》這部電影，如果女主角罹患的不是白血病，而是新陳代謝症候群❷的話，故事還會這麼轟動嗎？

從事醫護工作的人，會把喜劇疾病和悲劇疾病分得非常清楚，因為這兩種疾

②新陳代謝症候群（metabolic syndrome）：包括內臟脂肪型肥胖、高血糖、高血壓、脂質異常在內，如果有兩種以上徵候，就屬於代謝症候群，但這並非是什麼新觀念。只是將以前被稱之為X症候群、死之四重奏、胰島素阻抗症候群、代謝症候群危險因子、內臟脂肪症候群等疾病，用一個新的名詞取代而已。

病是截然不同的。喜劇疾病基本上可以靠自己的力量治癒，如果說有需要借助醫生的地方，充其量不過是從旁提供一些建議罷了；但悲劇疾病卻不行，在治療過程中要靠醫生和病患密切溝通，建立醫病之間的信賴關係，找出適合個別病患的治療方法，一起努力朝著治癒的目標邁進。

你是「好」病患嗎？

日本有非常多肥羊病患，就算保守估計也有三千萬人；多的話說不定會再多出幾千萬人。雖然無法掌握確切人數，但有一件事是可以確定的：這樣的肥羊病患還在逐漸增加中。

所謂的肥羊病患，其實從字面上就可以了解，指的是某些醫生眼中的好病患。但到底是哪一點，讓醫生覺得「好」？

首先，這些病患總是定期前往醫院看診，從不抱怨。最近無論是哪間醫療院所，都忙著吸收病患，對醫生來說，碰上這種病患的確值得高興。站在醫院的角度來看，那些總是定期回診的病患簡直就是超級好客戶，而且他們總是乖乖吃藥、接受檢查，讓醫院毫不費力的賺進大把鈔票，實在值得院方好好感謝一番。

第二，這些疾病都不會對生命造成威脅，但又無法完全根治。「不會對生命造成威脅」和「無法根治」是兩個非常重要的關鍵詞。醫生面對有生命危險的病患，把人救活了固然很有成就感，但相對的壓力也很大。越是認真負責的醫生，背負的精神壓力就越大。這些醫生拚了全力治療生死交關的病患，有時候反而會讓自己過度投入而無法自拔。

在現實生活中，這種醫生其實很多。這些認真負責、心思細膩的醫生，常常會在某一天突然脫下白袍、辭去工作、從醫療的第一線退出，甚至親手結束自己性命的也不在少數。面對生死邊緣的病患，醫生的壓力其實不輕，而且要有投入龐大時間與心力的覺悟。

儘管這些醫生付出這麼多，卻往往得不到應得的金錢回報，使醫生在面對所生的病「不會對生命造成威脅」的好病患時，雖然對自己的工作到底有沒有價值，抱持著很大的疑問，但至少心情上是輕鬆的；而且這些疾病無法完全根治，也是一項利多，無論多輕微的疾病，要是可以立刻治癒，病患就不會回診了。這樣的話，醫院不就沒賺頭了嗎？

醫生面對生死交關的病患固然壓力不小，但要是病患只須上門一、兩次就會痊癒，對醫院的經營而言，也是個棘手的問題。因此，罹患慢性疾病的病患在醫生眼中，是最好的病患。

如何自保健康

我之所以會寫這本書，是希望病患不要過度依賴醫生及藥物。身為終日與疾病為伍的醫生，我認為有必要重新審視醫療工作、找出值得反省的地方，**從令人不安的現代醫療現況中，尋找保護病患的對策**。

如果大家能放棄對健康毫無意義的診療，我相信長期下來，將能改善病患的用藥情況、提升趨於僵化的醫療現狀，並希望能有更多的讀者從本書中受益。

第一章

排隊三小時，
為什麼看診只有三分鐘？

一般人對醫生的印象，不外乎穿著白袍為病患看診、動手術、開處方箋，看起來總是非常忙碌。的確，大部分醫生每天的診療工作都很繁重，就像陀螺般轉個不停。因此縱使有心想要多花點時間幫病人仔細看診，但面對長長的候診人龍，還是不得不控制一下為每位病患看診的時間，這種狀況往往會澆熄醫生滿腔的熱誠。但就現實而言，想分配給每位病人多一點看診時間，真的很難辦到。這就是當今的醫療現狀。

是診療？還是判斷？

想當然耳，在這種情況下，「排隊三小時、看診三分鐘」也是不得已的結果。所謂的「排隊三小時、看診三分鐘」，是指像大學附設醫院這類的大型綜合醫院，每天總是有大批病患慕名而來。「明明花了三小時等候，終於輪到自己時，醫生的問診時間竟然只有短短三分鐘！」這種狀況實在非常諷刺，短短的三分鐘，醫生當然無法仔細問診，充其量只能做到「觀察」罷了。

你知道開業醫生或市立醫院的醫生，一天要看多少病患嗎？統計的方法不同，數字多少會有點差異，但大致上是在五十至六十人上下。順便告訴大家，這個數字是美國的五倍！

在眾多數據中，最常被引用的是經濟合作暨發展組織（OECD）的資料，我就趁這個機會為大家介紹。我想大家看到第三十五頁的圖表1-1，就會一目瞭然。

日本每位醫生平均一年要看將近八千五百位病患，而OECD的統計數字平均為兩千四百二十一人。換言之，日本醫生看診的病患人數，是歐美醫生的三．五倍之多。更令人訝異的是，在日本，患者平均診療費用為七千日圓（按：約新臺幣一千五百四十元），美國則為六萬兩千日圓（按：約新臺幣一萬三千六百四十元），瑞典更是高達八萬九千日圓（按：約新臺幣一萬九千五百八十元）。相較之下，日本的診療費用便宜到不可思議。

從這項數字就可以知道日本醫生非常忙碌，這種醫療現況堪稱是「薄利多銷」型。正因如此，日本醫生每天要看這麼多病患，也是無可奈何的事。假如一位醫生一天要看超過五十位病患，我必須不客氣的說，**這根本稱不上「診療」，比較像是「判斷」**。

另一方面，日本和歐美醫生的薪水是差不多的，但日本醫生的忙碌程度，卻是歐美醫生的好幾倍。因為數據表示，醫生如果一天看不到五十至六十名病患，醫院可能會經營不下去，這也是日本醫療現場嚴峻的一面。

一天要看五十名病患，這樣的工作量說起來容易，實際上卻非常辛苦。光是要跟五十個人應對進退，就已經夠吃力了。首先，醫生看到病患要笑臉迎人、傾聽病患對病症的描述，接著檢查身體部位、寫下診療結果，最後還要開處方箋。近來醫院採取電子病歷，醫生必須正確無誤的將病歷輸入電腦，同時還要完成其他診療步驟。整個診療過程中不但要忙著看病，還要盯著電腦螢幕，最後再滿臉笑容的送走病患，診療工作才算告一段落。

這樣的診療過程一天要重複五十到六十次，其實不算輕鬆。此外，醫院的主治醫生還要為病患檢查、動手術、巡視病房；開業醫生也要到病患家裡看診或檢查，工作時間幾乎完全被填滿。如果有人要求醫生對待每位患者，都要像對親人般細心照料，我想這份工作沒有人做得下去。

根據我的看診經驗，雖說數據多少會隨著季節而異，但事實上，因為罹患感

圖表1-1

●每位醫生平均一年的門診病患人數

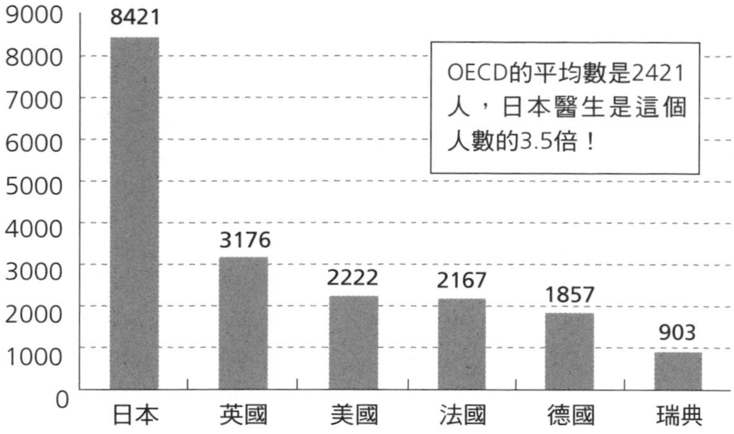

資料來源：日本財務省。

●平均每次診療費用

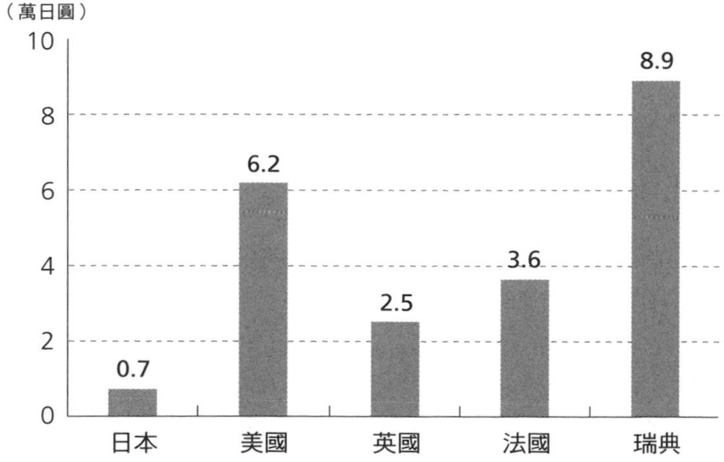

資料來源：日本醫療制度研究會。

冒、高血壓、糖尿病、高血脂症、痛風、身心症、憂鬱症、腰痛、肩膀痠痛、頭痛、便祕、睡眠障礙、肥胖、氣喘和過敏等疾病，而前來看診的病患，已經占了將近九五％。

病患多的時候，我也曾經一天看了快一百名病患，平均計算的話，每天大約是五十到六十人左右；而我的工作時間分成上午和下午，各三到四個小時，等於每小時看十個病人，多數時候我都得超時工作，老是惹得護士不高興。

不問診療品質、只問診療人數

在我還沒辭去醫院的工作、每天還忙著看診時，腦海中常會出現天馬行空的幻想。雖說診療工作得和時間賽跑，但是問診步驟已經成了標準作業流程，對病患的「判斷」幾乎已經機械化。我不禁捫心自問，當一個醫生的意義到底何在？雖然名為醫生，卻覺得自己不過是一部會下達檢查指示、開處方箋的機器罷了。

為什麼我會這麼說？因為醫院只要求醫生的速度和正確度，而不要求人情味和人與人之間的應對。也就是說，醫生只要做到正確檢查和開藥即可。當然，從事醫療工作，講求正確是非常重要的，這點我十分了解。但如果只要求正確度，為什麼不乾脆讓電腦（機器）來當醫生，豈不更正確也更省事。

再說，依照標準作業流程看診，對病患究竟有什麼好處？這是我的另一個疑問。還是病患已經習慣這樣的方式，把去醫院看病當成每天的功課？想到這裡，我不禁感到不安。短短三分鐘的看診時間，其實連完整的交談都談不上，如此的醫療環境，醫生怎麼可能成為病患的好聽眾？為了維持醫院的營運，醫生每天至少得看四十到五十位病患，根本沒時間仔細問診。我想不光是我，許多醫生都陷入相同的困境之中。

從另一面來說，醫院和診所的經營也越來越困難了。從以前開始，醫生的診療費用就被設定得很低，以往還有藥價的價差可以彌補，診療費用雖然便宜，但醫生還能透過賣藥賺錢。或許是因為這個原因，日本成了世界第一藥品消費國。但如今藥價價差幾乎是零，診療費用卻還是沒有提高，醫生的獲利管道嚴重受阻，簡直就是一連串的災難。

因此，現在無論是大醫院還是小診所，**想要維持營運，都只能以量制價，結**

果就造就了現在薄利多銷、重量不重質的醫療生態。要是太重視醫療品質，醫院肯定會步上破產之路。薄利多銷的利潤結構，讓醫院只能咬牙苦撐，這種情形要是不加以導正，想要擁有理想的醫療環境，根本是癡人說夢。

我認為有必要讓大家知道這個真相，將人類珍貴的性命託付給這麼危險的醫療制度，簡直跟躺在砧板上任人宰割無異。

疾病其實只分三種

在忙碌的診療工作中，我突然注意到一件事：有些病患就算不看病，也會痊癒；有些病患就算看醫生，也不會痊癒。這種例子多得不勝枚舉。對醫生來說，這是非常沉重的事實。

若要分類疾病的狀態，可分成以下三類：

第一類疾病：無論看不看醫生都會痊癒。

第二類疾病：看了醫生才會痊癒；換言之，如果不看醫生就無法痊癒。

第三類疾病：無論看不看醫生都不會痊癒。

無論是自行開業或在大醫院裡服務的醫生，最常遇到的應該是第一類疾病的病患，比率最少七成，多的話甚至超過九成。以我自己的經驗來說，其實九五％的病患都屬於第一類疾病。

我對這種現象一直感到不解，照理來說，應該是第二類疾病居多，為什麼日常門診中卻很少遇到第二類疾病的病患？難道是因為第一類疾病的患者實在是太多了，讓我幾乎忘了第二類疾病病患的存在嗎？

我想大家可能已經注意到，其實第一類疾病就是喜劇疾病，不是那種悲劇主角會罹患的疾病。而罹患**第一類疾病的患者，換個說法就是肥羊病患**。其實**就算不看醫生，病還是會好**。醫生對這類病患完全不必費功夫，只要繼續開藥、確認他們定期回診就好。因此這類病患人數暴增，甚至多到讓醫生完全忘了第二類病患的存在。

醫生的使命是治療第二類疾病

無論從事何種工作，只要工作沒有意義，就會慢慢累積壓力，最後終於興起辭職的念頭，我想應該每個人都曾有這種經驗。當壓力大到非釋放不可時，就要果斷抉擇；一旦選擇留下，就必須調整目前工作的價值觀，讓大腦塞滿賺錢之類的新目的。

當我還是腦神經外科的菜鳥醫生時，常常替急性硬膜❸外血腫的患者進行手術。急性硬膜外血腫大都是交通意外中，頭部遭到嚴重撞擊，造成頭蓋骨裡的硬膜動脈斷裂，導致頭蓋骨和硬膜之間產生積血。這是一種位於頭蓋骨內側的動脈性出血，血塊會迅速大增並壓迫到腦部，讓患者漸漸陷入昏迷。大部分患者被救護車送到醫院時，都已經失去意識，病患家屬也陷入極度絕望。

病患被緊急送往醫院後，會馬上動手術，這個手術要將頭蓋骨取下，為出血部位止血、清除血塊。說起來其實是個簡單的手術，任何一位腦神經外科的菜鳥醫生都會，大約一個小時就能完成。手術結束後，病患會突然恢復意識，讓家屬對施行手術的醫生感激不已，簡直視為華陀再世。當然，這種工作會讓醫生覺得格外有意義。

急性硬膜外血腫是最典型的第二類疾病，即使病患對於靠自己的力量治癒疾病有著超強的意志力，但要是沒有醫生幫忙，也只能坐以待斃；要是延誤治療的時間，也可能會沒命；就算幸運撿回一命，留下嚴重後遺症的機率也很高。如果沒有急救通報系統、醫生護士的緊急處置，病患的性命根本救不回來。

讓醫生感到有意義的工作，並不只限於狀態危急的病患，治療癌症也會讓醫生很有成就感，這也是典型的第二類疾病。

醫生在治療癌症病患時，若照一般醫療步驟進行，想讓復發或已經移轉的癌症完全治癒，是非常困難的。醫生必須針對病患的個別情況，適度採取癌症的三

---

③硬膜（dura mater）：硬膜是覆蓋於腦部和脊髓的三層膜之一（從最外側起依序為硬膜、蜘蛛網膜、軟膜）。硬膜非常厚又強韌，功能是將腦部和脊髓與四周組織隔絕，以免遭到外傷或感染。

大治療方法（手術、抗癌藥物、放射線治療），或是同時加入中醫❹療法，依照每位病患的狀況不同來診療，才有可能讓病患痊癒。像這樣的第二類疾病，能讓醫生盡情發揮本領，這些病患信賴醫生，對醫療水準抱著很高的期待。

此外，無論有沒有醫生，看似都無法根治的第三類疾病，若能變成第二類疾病，這樣的挑戰對醫生而言，也是很有意義的。舉例來說，某些疾病如神經變性疾病❺、神經機能障礙等，就屬於第三類疾病，這類病患其實為數不少。如果能靠自己的雙手，治癒這些外界視為不可能治癒的疾病，會為醫生帶來莫大的滿足與成就。

在此，我還要提出醫生的**另一個重大使命，就是正確的檢傷分類**❻。換言之，就是要具體且正確的判斷出病患罹患的是哪一類疾病。當然，判斷出第二類重大疾病很重要，但我要特別強調，看出病患罹患的是不需要看醫生也能治癒的疾病，也非常重要。雖然這一點至今仍不受重視，但這種診斷其實意義重大，我認為是醫生非常重要的工作之一。

你得知道醫院的心態

將疾病分成三大類型後，我們來討論一下現代醫療處置這些疾病的具體方式。前文已經提到，現在的醫療生態處於「薄利多銷」的危險狀態，而這些醫療院所的經營者，又是怎麼想、怎樣做的？

對醫院經營者而言，除了維持自身的生活，保障員工和員工家人的生活安定，也是他們的職責之一。因此經營者首先要考慮的，自然是維持醫院穩定的營

---

④中醫：中國的傳統醫學，擁有數千年歷史。中醫的理念並非「治療疾病」，而是「治癒病患」，這樣的理論基礎延續至今。具體的治療方法包括藥物（漢方藥）治療、針灸、推拿（按摩）等，與「漢方醫學」有類似、也有不同之處。其實，我們認為的正統醫學、西醫，其歷史不過短短的兩百年而已。

⑤神經變性疾病：病發原因不明，指某種特定的神經細胞群發生變性、造成神經機能喪失的疾病。帕金森氏症、阿茲海默症和脊髓小腦變性症等，都屬於這類疾病。

⑥檢傷分類（triage）：字源來自法文，原意是挑選。現在成為醫療用語，指依照重症度來排定病患的治療優先順序。

運。無論再怎麼樣的理想主義者，要是醫院無法確保營運、創造穩定獲利，就無法實現理想。

醫療機構的經營者為了尋求穩定的營運，最先想到的當然是確保病患人數充足，而且要**盡可能留住那種不需要醫生、也會自己痊癒的病患，於是找到足夠的第一類病患，就成為醫生最優先的工作項目**；此外，為了打響醫院名號，醫院也需要一些第二類疾病的病患，作為宣傳之用；但對第三類病患，則採取敬而遠之的態度，因為第三類疾病通常攸關生命安危，處理這種病患時，醫生常常需要耗費龐大的時間精力，處理不當的話，還會招來負面批評。

基於上述原因，醫院最渴望收到的，還是第一類病患。

通常來說，第一類疾病的病患幾乎都是慢性病患。如果順利的話，病患會三天兩頭來醫院求診，成為最受醫院歡迎的老主顧。由於第一類疾病基本上不會對性命造成立即威脅，醫生只需要持續開處方箋給慢性病患，基本上就不會出現太大的問題，也不會引發醫療糾紛、甚至惹上醫療訴訟的官司。

「基準值」可以創造病患

一般人都以為高血壓、高血脂症、糖尿病和肥胖等疾病，都必須「徹底治療」才行。這樣的認知對醫療院所的經營者來說，簡直就是一大利多。但**這種風潮並不是自然形成，而是政府鼓吹、加上媒體的煽風點火形成的**。

一九九九年五月，日本糖尿病學會突然決定，凡血糖值一二六mg/dl以上的人，都屬於糖尿病病患。其實到一九九九年四月底，血糖一四〇mg/dl都還算是正常值。這個突如其來的決定，**讓數百萬人在一夕之間變成糖尿病患**。

不只如此，高血壓的基準值（正常範圍）也在二〇〇〇年從原先的一六〇／九五mmHg往下調降到一四〇／九〇mmHg。因為這樣的調整，高血壓患者一下子增加了三千萬人，再加上舊標準的兩千萬人，日本全國的高血壓病患竟然高達五千萬人，儼然成了高血壓病患的大國。不光如此，以往青壯年一三〇／八五mmHg屬於正常範圍，但這個標準在二〇〇四年又往下調降，導致高血壓的病患越來越多。（按：臺灣高血壓學會及心臟學會下修高血壓標準為一三〇／八〇mmHg。）

同時，各大媒體不斷大肆報導，讓民眾心生恐懼。這種氛圍對醫療機構和製藥廠商而言，可以說是天大的好消息。對那些不按時回診的病患，醫生只要說：「前幾天你有看到電視報導嗎？」稍稍嚇唬一下病患，多數病患都會深刻反省、準時回診。

還有，**定期檢查也是留住病患非常有效的手段**。簡單的血液檢查、適時增加幾個檢查項目，大概都可以發現身體的異常現象。檢查也是威脅病患乖乖回診的好方法，說不定病患的「病」會因此增加，讓醫生的診療費用和藥物費用的收入也跟著增加。

醫院最怕病患痊癒，因為這樣病人就不用回診了。當然，病患的病情加重也是不容發生的情況。讓病患既不會痊癒、病情也不會加重，巧妙操控病患的狀況，這才是經營得法的醫院。

雖說站在政府的立場，是為了避免增加醫療費用支出而壓縮國家財政，才會降低容易產生併發症的糖尿病和高血壓的基準值，希望作為警示。但是在醫療世界裡，因為某些醫生太過重視醫院的經營，反而逆向利用這些警示，這正是我擔心的地方。

越來越少醫生投入重症醫療

醫學院的學生想要成為哪一科醫生，對於預測今後的醫療走向，是一條非常重要的線索。

二〇〇四年起，日本開始實施新的臨床實習制度。這個新制度與過去由大學主導的畢業後實習完全不同，是由厚生勞動省（負責醫療衛生與社會保險的中央單位）統一管理，醫學院的學生必須花兩年的時間，歷經內、外科和小兒科等科別的臨床實習。

二〇〇六年，第一批完成這項新制的準醫生，其動向備受醫界關注。許多媒體都報導了這些準醫生的志願排名，而我重視的，則是準醫生們在實習前與實習後，志願科別產生何種變化。

其中，志願者減少最多的要屬腦神經外科（減少四二％），其次依序是外科

（減少三三%）、小兒科（減少二八%）。相反的，志願者增加最多的，依序為整形外科（增加四一%）、皮膚科（二四%）、麻醉科（二三%）等。調查者的結論是：「工作太辛苦且攸關性命的科別，人數大幅減少。」

腦神經外科等科的醫生，其工作與病患的生命息息相關；而整形外科幾乎不太有機會面臨病患與死神搏鬥的場面。兩者的收入相當的話，任何人都會選擇比較輕鬆的工作。

不光是上述實習醫生的調查報告，在其他各種問卷調查裡，無論醫生年紀多大，他們最想要的工作環境不外乎是「不必輪班」、「沒有緊急工作」、「避免與性命有關」、「避免醫療訴訟」，以及「工時越短越好」、「薪水越高越好」等。

準醫生們在實習後產生抗拒的科別，無論是腦神經外科、心臟外科或急救外科，都是非常吃重的工作，如果年輕一點，可能身體還吃得消，但是如果要做一輩子，真的很辛苦。婦產科和小兒科則是緊急工作較多，發生醫療糾紛的風險也比較高，辛苦也是少不了的。

可能是因為這樣的關係，許多大醫院的醫生，都會在三十歲後辭去工作、自行開業，我們稱這樣的醫生為「落跑醫生」。

走在路上，隨處可以看到「內科、外科」、「內科、腦神經外科」、「內科、婦產科」、「內科、小兒科」等招牌，由此可以推斷，這些開業醫生原本是外科、腦神經外科、婦產科或小兒科醫生，只不過招牌上如果只掛自己的專業領域，根本找不到足夠的病患維持診所的開銷，因此大部分的醫生都會在招牌上再加上比較熱門的內科。

相形之下，最受醫學院學生歡迎的科別，包括皮膚科、整形外科、眼科和精神科等，工作基本上都沒有急迫性，很少會危及病患的生命安全，再加上醫生可以比較自由的運用自己的時間，因此格外受到醫學院學生的青睞。

其實美國也有這樣的趨勢，醫學院學生志願科別的前兩名是皮膚科與精神科，這個結果似乎也反映了美國這個訴訟王國的醫療現況。近年來，美國的醫療糾紛層出不窮，有志成為醫生的人越來越少，因為醫生的工作是救人，卻得賭上自己的性命。講到這裡，大家可能會擔心遲早有一天，會找不到醫生願意拚命救助病患的性命，但**其實醫生內心的人道精神，是絕對不會消失的**。

既然如此，為什麼還會出現這樣令人無力的醫療現況？我的話或許聽起來很像藉口，但由於**目前的醫療環境並不完善，無法讓醫生將所有精力專注於救治病患上**。當然，不光是錢的因素，還有醫療糾紛、資深醫生的聘用制度不夠周全，加上世俗潮流的變遷，讓人道的救命精神，離醫生越來越遠了……。

他們為什麼選擇自行開業？

當今的社會，能夠愚蠢又固執的堅守醫療崗位，並在工作中獲得成就的醫生，實在是少之又少。其實醫生本來就該有前述的人道情操，但符合這項標準的醫生卻漸漸減少，也許這是無可奈何的事，但還是讓我無限感慨。

我們姑且不論基礎醫學所強調的追求真理的精神，我個人認為，將第三類病患往上升一級，讓他們成為第二類病患，是現代醫學最重要的工作，也值得投入龐大的資金和精力。但是在基礎醫學這塊領域，醫生的惡劣待遇已經成了一種枷鎖，導致沒有醫生願意投入。

如同我前面所說的，願意插手病患生死、與死神搏鬥的人才，正在快速減少中。我認為有志者並不少，只是太多外在環境的因素讓他們猶豫不決。看到很多醫生過勞死、醫療糾紛纏身等都是原因，但我認為，這些問題並非無法解決。

我身邊的醫生，大都在最近五年紛紛成了落跑醫生、相繼開業，開業的年紀大約介於四十至五十五歲之間，產生倦怠是他們轉換跑道的共同理由。也有一些醫生沒有自立門戶，而是轉進公司行號裡擔任社醫（公司聘請的醫生）；或是接受人壽保險公司的委託，成為保險公司的專用醫生，負責診療保險客戶。還有人成為兼職醫生，寧願在健診中心兼差，賺取足夠的生活費，其他時間則投入自己的興趣或嗜好。

當然，人生本來就可以有不同的選項，但我認為現在的醫療環境真的有必要好好調整，讓那些願意投注時間、精力在重症醫療上的醫生，工作環境更舒適，以延長他們站在第一線的時間。

綜觀醫療機構現在的經營狀況和政府的態度，我擔心再這樣下去，會讓醫生忘記拯救病患性命、治療病患疾病，才是醫生的本分。

第二章

關於吃藥這件事

我的做法與現行醫療做法恰恰相反，不但**盡量不開處方，也要求病患只做最低限度的檢查**。

開沒必要開的處方箋、建議病患做不必要的檢查，這些工作對我而言都很沉重，而且沉重到無法持續。如果說，不這麼做就無法擔任醫生的話，那麼我唯一的選擇，就是辭去臨床醫生的工作。

不開藥，求診的人卻日益增加

我現在要說的事，發生在二十年前。當時為了預防感染，從手術進行中一直到術後，都會幫病患注射抗生素。不過我一直對「預防感染」這個說詞不以為然，因此無視主管的指示，沒有幫病患注射抗生素。

某一天，剛好遇上不是我值班的日子，主管以為我忘記，而幫某位病患注射了頭孢子菌素❼這種抗生素。三十分鐘後，這名病患突然全身出疹、陷入意識昏迷的狀態，我趕到醫院時病患已經沒有呼吸、也量不到血壓了。我急忙替他插管、接上人工呼吸器、同時進行心肺復甦術，總算幸運撿回一命，但當時那種幾乎嚇掉半條命的恐懼，至今讓我餘悸猶存。

就算沒發生這種永生難忘的事情，因為用藥產生的醫療事故，光是我親身經歷、或發生在我周遭的案例，就多到數不清。這些醫療事故雖然不至於造成重大災害，但嚴重程度也不容小覷。無論在哪個醫療機構，類似事件都不斷上演，只是因為沒有浮上檯面，所以外人難以知情。

醫院引進的最新醫療機器，投資金額往往動輒上千萬。這些醫療設備的使用次數，攸關醫院或診所的存亡，所以就算院方沒有公開表態，醫生偶爾還是得為了醫院的「永續經營」，不得不讓顧客做一些不必要的檢查。

以癌症為主的慢性疾病及免疫系統疾病，若只從西醫的角度來治療，是很難痊癒的。**最理想的治療方式，是打破東、西醫學以及補強替代療法❽的藩籬，採納各方優點，徹底解決病根，提升自癒力。**

⑦頭孢子菌素（cefotiam）：抗生素之一，據稱因副作用較少，所以最被廣為使用。令人意外的是，此藥很容易引起過敏性休克，因此相當有名。

因為這樣，我辭去了臨床醫生的工作，和理念相同的朋友開了一間新型的e-Clinic診所，主要工作是為癌症病患提供醫療諮詢、彙整資訊，用我自己能接受的方式，尋找對社會有貢獻的出路。

不過，實際上來診所諮詢的病患，不光是癌症病患而已，還有高血壓、糖尿病、高血脂症、肥胖症、便祕、包括胃潰瘍在內的胃腸疾病、腰部或膝蓋疼痛、過敏、失眠、憂鬱、風溼痛等患者，各式各樣的疾病都有。一開始大多數都是親朋好友前來諮詢，但後來上門的病患，出現了朋友的朋友，或是朋友的朋友的朋友，素不相識的人越來越多，工作也忙碌起來，出乎我的意料之外。

下一頁開始，我將從諮詢的個案當中介紹幾種疾病，是靠自己的力量痊癒的典型案例。

---

⑧補強替代療法（alternative medicine）：又稱替代療法。原本意指「取代正規治療方式所進行的療法」，具體而言，就是民間療法或是中醫等治療方式。然而這個名稱和實際的用法，目前已經有所不同，因為在癌症的治療中，正規治療方式和替代療法的完美搭配，已成為歐美等國家的主流療法。

高血壓

現在日本每天服用降血壓藥的病患超過兩千萬人，也就是說，**平均每五個日本人，就有一人每天服用降血壓藥**。只要是認真一點的醫生，一定會覺得這個數字怪怪的。會出現這種情況，我想是因為高血壓的「定義」本身就有問題吧？

不吃藥，身體反而變好

我先為大家介紹一個典型個案。

有一位皮膚黝黑、看起來相當頑固、六十三歲的A先生，是一位木匠師傅。A先生做了全身健康檢查之後，被診斷出患有高血壓。醫生要求他服用降血壓藥，但是吃了藥之後，A先生開始精神不濟、整天昏昏沉沉、無法集中精神思考，而且渾身無力，根本無法工作。

A先生將自己的情況告訴醫生，想不到那位醫生居然這樣安慰他：

「剛開始吃都會出現這種症狀，不要太擔心，繼續吃就對了。」

A先生對那位醫生的說法充滿疑問，於是瞞著醫生暫停服藥，想不到精神立刻就恢復了。但A先生對自己能否這樣繼續停藥感到不安，因而來到我的診所。

為了給他最正確的建議，我先幫他量了血壓，結果為一六八／九八mmHg。這個數值確實不算低。不過，A先生過去沒有心臟或腎臟方面的病史，身材也不屬於肥胖型，重要的是生活作息相當正常。

我又繼續追問，發現A先生的父母親雖然血壓都很高，但都沒有接受治療，兩人分別以九十二、九十六歲的高齡過世；另外，A先生在八個兄弟姊妹中排行老么，目前八人都健在，同時也都能自理生活。這八人當中除了A先生，還有五人被診斷有高血壓，但都沒有接受治療。

我告訴A先生：

「精神恢復就是最好的證據，暫時不用吃藥，只要繼續觀察就可以了。」

之後過了五年，無論A先生或被診斷有高血壓的兄弟們，都仍健康的獨立生活著。

吃藥只能治標，無法治本

三十六歲的B先生是典型的工作狂。從外表就可以看出他是那種工作能力很強、頭腦非常好的人。B先生在公司的定期健康檢查中被診斷出有高血壓，因此接受醫生的建議、開始吃降血壓藥。醫生還告訴他：

「絕對不能不吃藥。」

他帶著些許不安，到診所來詢問我的意見。

B先生身為知名企業的優秀職員，應該是那種積極向上、努力工作的人，到國外出差的次數也非常頻繁，不難想像他的工作壓力有多大。我給他的建議是：

「光靠藥物來降低血壓，只是治標不治本，應該要設定服藥的期限，然後在這段期間內改善生活習慣，並有計畫的減重、抒解工作壓力，才是當務之急。」

或許對年輕的B先生來說，出人頭地非常重要，他每個月的加班時數遠遠超過一百個小時。但我認為，為了自己的身體著想，B先生應該考慮轉換跑道，或是改變工作內容。

B先生聽完我的建議後，一臉不悅的說：

「醫生，你不要一副事不關己的樣子，提出這種建議。」

但我是真心為B先生的身體著想，說該說的話，這才是醫生的職責。

大約三個月後，B先生在一次出差時發生腦溢血，幸好撿回一命，但為了克服半身麻痺，他專心復健。就在他病情稍微穩定一點後，我和回到國內的B先生見了面，他告訴我：

「當時我沒辦法改變生活習慣，只好每天乖乖吃降血壓藥，沒想到竟然把身體搞成這樣。主管為我保留了職缺，要我努力復健、早日回公司上班，但我已經決定辭職了。我決定接受你的建議，一邊努力復健、一邊重新思考自己的生活方式。」

接著，他又說：

「很不可思議，住院之後，我的血壓竟然降低了，看來就算不吃藥，血壓也會恢復正常。」

B先生說得一點都沒錯。其實，他的血壓會下降也沒什麼好驚訝的，那是因為他的想法變了，生活習慣也隨之改變，自然而然產生的結果。

其實低血壓的人也會腦溢血，也有些人血壓非常高，卻不會引發腦溢血。我身為腦外科醫生，過去看過不少腦溢血的病患。除了收縮壓的數值經常超過二〇〇mmHg以上的特殊個案外，我認為血壓的數值和腦溢血並沒有直接關係，反而是**血壓數值突然出現變動、生活作息大亂、營養不均衡、肥胖或壓力過大這些原因，跟腦溢血才有密切關連**。

過去B先生遵照主治醫生的指示，每天按時服用降血壓藥，照理說他的血壓應該很低，卻還是發生了腦溢血。他的主治醫生會用怎樣的理由解釋這種狀況？我倒是非常感興趣。

血壓升高，可能是好事

無論A先生或B先生，都只是眾多個案中的一例。類似的個案不勝枚舉。當我面對病患的諮詢時，總是會產生疑問——難道所有高血壓患者，一定要接受降血壓的治療嗎？開降血壓藥的處方，真的是對的嗎？

不少病患開始服用降血壓藥後，身體狀況反倒變差。尤其是高齡患者，當收縮壓突然降到一五〇至一六〇mmHg以下時，就會突然沒了精神、記憶力出現衰退、頭腦變得不清楚、無法集中精神、早上起床後還是覺得精神不濟，以及手腳變得冰冷等，很多人都跟我抱怨身體出現各種問題。

某個在養老院進行的實驗報告，指出**服用降血壓藥的病患，其失智症惡化的情況，比停用降血壓藥的病患來得嚴重**。根據這項日本研究（NIPPON DATA 80）的實驗，一眼就能看出兩者之中，何者會有較好的自我照護能力。我也曾經在一位學長經營的私人老人安養院做過調查，果然停止使用降血壓藥的人，生活品質（QOL）較高，而且非常有精神。

血壓之所以會升高，是身體自我調適以適應外界的結果。這其實是有道理的，因為**血壓維持在高水準，身體的機能才能保持在良好狀態**。所以，沒有任何理由就透過藥物強制降低血壓，怎麼可能會對身體有幫助？

有人說收縮壓飆高到一八〇mmHg，就容易引起腦中風，但這種說法根本就沒有明確的根據。歐洲高齡者高血壓研究會（EWPHE）曾在一九八四年發表過一篇調查報告，結論是對高齡者而言，血壓越高死亡率就越低。另外，我也曾在剛剛提到的那間老人安養院裡，對銀髮族進行過調查，這些**身體硬朗的老人，共同點就是血壓高、白血球數多**。

降低血壓就能解決問題嗎？

三十四歲的C先生自己開公司，兩年前他辭去工作，轉換跑道成為看護商品的批發商，因為一切從零開始，感受到不小的壓力。就在生意好不容易步上軌道之際，他接受健康檢查，被診斷出有肥胖症和高血壓（一四六／九四 mmHg）。

醫生告訴他：

「因為你的血壓高，所以要先吃一陣子的降血壓藥。」

他本人忘了當時血壓是多少，但遵照醫生的指示，開始每天服用降血壓藥。

結果，等他下一次回診時，醫生居然告訴他：

「你這輩子都要吃降血壓藥。」

把服藥想得太過簡單的C先生，對自己得了要吃一輩子藥的重病，感到相當震驚，因此才前來諮詢。

我立刻對C先生解釋血壓變高的理由。從他的健檢報告看來，除了身材肥胖外，並沒有太大的問題。也就是說，C先生的高血壓並不是因為腎臟血管出現異常，或是荷爾蒙分泌異常，所導致的血壓上升。我認為造成他血壓飆高的原因，是肥胖、壓力過大、自律神經失調、交感神經過度活化。交感神經是自律神經的一種，在我們運動後或精神緊張、導致心跳加速時，就會開始活動。

自律神經會讓我們的心跳次數和血壓上升，藉此提高全身的活動力。當C先生的體重增加、生活壓力又變大時，為了確保身體所需的能量，血壓變高也是無可避免的。我告訴C先生，對目前的他而言，血壓增加其實對他的身心有益。

聽到我這麼說，C先生一臉不敢置信的問我：

「診所的醫生說高血壓是無法根治的，所以得吃藥吃一輩子，而且血壓越低越好，怎麼跟您說的差這麼多？」

我反問他：

「請您仔細思考，硬是把血壓降低，真的是根本的解決之道嗎？」

他沉默了一會兒，然後說：

「醫生，您說得對，一直吃降血壓藥是不對的。」

看來他已經完全理解我的話了。

為了從根本解決高血壓問題，C先生開始減少降血壓藥的用量。另外，他也把部分工作交給其他人負責，以減輕自己的壓力。不到一個月的時間，他的體重減少五公斤，收縮壓幾乎不再超過一一〇mmHg。

請思考血壓變高的真正原因

想要根治，就要修正血壓變高的原因。靠降血壓藥硬是讓血壓下降，無法完全解決問題。很多人都**忽略了要從根本解決問題，而陷入永無止境依賴藥物的窘境，這根本就是本末倒置**，讓人覺得是因為不想讓身體康復，才會一直服用降血壓藥。

當你接受健康檢查之後，被醫生診斷出有高血壓，請先去購買家用血壓器，通常在家測量血壓，數值都會比在醫院時低。因為很多時候是因為緊張，才會導致血壓上升，如果一被診斷出有高血壓，就不疑有他、開始服用降血壓藥，反倒會成為真正的病人。

況且最近高血壓的基準值有往下修正的傾向（沒有任何的根據，有關單位就在二〇〇〇年和二〇〇四年，相繼修正了高血壓的治療標準，降低高血壓的基準值），再這樣下去，任何人都可能成為高血壓的病患。

其實只要稍微緊張，血壓值就會立刻上升二〇或三〇mmHg。最新的基準值為一四〇／九〇mmHg，只要稍微興奮，每個人都很容易超過這個標準範圍。日本大約有一半的國民都超出標準，因此我對於高血壓基準值一直往下修正這件事，總覺得怪怪的。

我認為只要改變生活習慣、減輕壓力，**自己在家裡量血壓時，收縮壓不超過二〇〇mmHg、舒張壓不超過一〇〇mmHg，就無須過度擔心。**

糖尿病

也有不少人被診斷為糖尿病患者，雖然人數不如高血壓多，但據說全日本有將近一千萬人，正在服用糖尿病藥物。

四十四歲的D先生是一位地方公務員，也是我的朋友，他不但很會唱歌，高爾夫球也打得很棒，人緣非常好。但事實上，他有一個困擾，一直很難向人啟齒，就連對主治醫生都開不了口，所以才來找我這位醫生兼好友。

不要靠吃藥求心安

他的煩惱就是一吃降血糖藥，肚子就會很脹，讓他非常痛苦。因為這樣，他偷偷瞞著主治醫生，不再按時服藥，果然肚子的情況好轉了，卻也開始擔心自己擅自停藥，會讓糖尿病日益嚴重，甚至導致性功能障礙。聽完他的心事，我忍不住笑了出來，雖然知道這樣很失禮，但令人意外的是，跟D先生有一樣困擾、而憂心忡忡來找我諮詢的人，其實還真不少。

我順便看了D先生帶來的健檢報告，他空腹時的血糖值為一三六mg/dl、一四○mg/dl、一五八mg/dl、一二四mg/dl、一六○mg/dl、一一○mg/dl。我又進一步詢問他的日常作息，原來他在十個月前剛換部門，需要處理的文書工作變多了，加上總是有開不完的會，因此最近打高爾夫球的次數變少，應酬卻增加了，體重也直線上揚，比一年前胖了八公斤。四個月前，他接受健康檢查，被醫生診斷出高血糖，開始服用降血糖藥。

我告訴D先生，認真服用降血糖藥可能會引起併發症，徹底改善造成糖尿病的原因才是上策。我建議他既然根本沒認真吃藥，乾脆就別再吃下去，也勸他開始減重。不過，下定決心減重通常需要動機。對D先生而言，受女性歡迎就是他的生存價值，如果減重能讓他更受女性歡迎，無須再擔心自己不舉，對他而言可是美事一樁。我猜如果用這個理由，一定可以說服他。

不出所料，他果然立刻接受我的提議。三個月後，D先生成功減重十公斤，血糖值也降到了一○○mg/dl左右。減重成功的D先生，是否比以前更受女性歡迎？因為我怕自己會太羨慕，所以沒有問他。

我順道問了D先生，是從什麼時候開始吃降血糖藥？他告訴我，當兩次檢查結果顯示血糖數值分別為一三六mg/dl和一四〇mg/dl時，醫生就對他說：

「糖尿病如果不治療，會導致腎功能衰退❾，需要洗腎❿，眼睛也可能因此失明，甚至會有性功能障礙，最好早一點接受藥物治療。」

醫生依照標準治療流程幫D先生開處方，其實不能說是錯誤，但因為D先生的血糖值還不到會引起併發症的程度，所以沒有立即服藥的必要。況且這些糖尿病的合併症，大都是在罹病十年後才會發生，因此我認為應該先從改善生活習慣

---

⑨腎功能衰退：腎臟的功能是透過尿液排出人體血液裡的廢物，而讓血液變得清澈，換言之就像一個「過濾器」。當腎臟的機能降低到五〇％以下，就稱之為腎功能衰退。只有不到一〇％比率的病患，腎臟功能一降低，就必須接受洗腎治療。

⑩洗腎（透析）：將被尿毒污染的血液，送到體外的人工腎臟，去除老廢物質和多餘的水分、調節電解質（鈉、鉀、鈣、燐）的濃度、改善pH（酸鹼性）後，再將乾淨的血液送回體內的治療方式。

著手。

服用降血糖藥的問題，在於它只是一種「對症療法」。患者服用降血糖藥之後，血糖值和糖化血色素⑪的數值的確會改善，但這樣的結果，並不能稱之為痊癒，甚至還蘊藏著損害身體自我調節功能的危險。

人體的調節機能，也就是自癒力，會因為服用降血糖藥而衰退。到最後，自癒力幾乎無法作用，除了補充胰島素之外別無他法。如果到了這個地步，就真得倚賴藥物一輩子了。

有趣的是，不少病患認為只要吃藥就沒問題了，反倒因此覺得安心，讓自己越來越依賴藥物，當然也就不會想要努力改變生活習慣，以致身體的自癒力日漸衰弱。

我認為除非情況真的很嚴重，再怎麼努力都無法恢復，這時才只好以藥物控制。但D先生的個案，我實在想不出有什麼理由，要他立刻服藥。

日本糖尿病學會在一九九九年，突然將糖尿病的基準值，從一四〇mg/dl下修為一二六mg/dl。這項突如其來的變動，一口氣讓數百萬人取得了服用降血糖藥的資格。（按：根據國民健康署於二〇二〇年出版的《成人預防保健手冊》，在血糖參考值中，空腹血糖值在一二六 mg/dl 以上，則算是糖尿病。）

之前高血壓個案中，我提到的那間老人安養院，裡面被診斷出有糖尿病的老人，在住進來短短兩個月後，就幾乎都痊癒了。這項成績讓這間安養院聲名大噪，我認為是那間安養院對飲食的注重和堅持所展現的成果。安養院裡的伙食以玄米菜食、也就是日本的傳統飲食為基礎。不光是糖尿病，連高血壓、肥胖症、高血脂等疾病的老人，症狀都有了明顯的改善。這些老人的家屬，看到這樣的結果都不禁抱怨：

「過去這十幾年來，一直吃醫院開的藥，到底是為了什麼？」

聽得我耳朵都快長繭了。

---

⑪ 糖化血色素（HbA1c）：指葡萄糖與血色素結合的比率（%），反映出過去一到一個半月的平均血糖值，對於糖尿病病況的判斷，是最具代表性的指標。糖化血色素和血糖不同，不會受到用餐與否的影響，無論是用餐前後都可以檢查，基準值（正常值）是四．四%至五．八%。

高血脂

為了膽固醇問題來找我諮詢的病患非常多，通常面對這類病患，我都會開門見山的問：

「你知道膽固醇要維持在多少，比較容易長命百歲嗎？」

膽固醇真的越低越好嗎？

到目前為止，我已經問過三百多人，但都沒人答對。提示是：根據日本動脈硬化學會，膽固醇超過二二〇mg/dl以上的人，需要接受治療。（按：根據國民健康署於二〇二〇年出版的《成人預防保健手冊》，在血脂參考值中，一般成人的總膽固醇須小於二〇〇。）

我接著再問：

「膽固醇真的是不好的東西嗎？」

大約有九〇%左右的病患回答我：

「有好的膽固醇，也有壞的膽固醇。」

請問各位的答案又是如何？

今年五十四歲的E先生服務於某金融機構，最近這一年體重逐漸下滑，也變得比較容易感冒。E先生憂心自己的健康情況，帶著每年的健康檢查報告來到我的診所。若只看今年的健檢結果，其實沒有異常之處，我只記得他的總膽固醇值（TCHO）一三〇mg/dl異常偏低。另外，健檢報告書裡的治療項目當中，列著「高血脂」一項。

看完報告後，我順便問他去年的檢查結果。E先生說，去年的健康檢查，他的總膽固醇為二三〇mg/dl，而且數字旁邊還註記了代表異常的「※」符號。當然，當時的治療項目裡並沒有任何記載。

接著E先生又告訴我，去年檢查出膽固醇異常，看診的醫生告訴他：

「膽固醇過高的話，會導致動脈硬化、引發心肌梗塞。最近有一種很棒的藥，你要不要服用看看？」

說完之後，就開了司他汀⑫的處方給他，還再三叮嚀他：

「膽固醇越低越好喔。」

個性耿直的E先生從沒生過大病，突然聽到醫生威脅說膽固醇過高可能會引發心肌梗塞，讓他相當震驚。從醫生開處方給他至今，大約持續一年，E先生每天都乖乖吃藥。今年的健康檢查結果，膽固醇終於降到一三〇mg/dl，肯定讓他覺得很有成就感。

我們回過頭來討論題目一的答案：其實，**膽固醇在二二〇至二八〇mg/dl的人，是最長壽的**。值得一提的是，能印證這個答案的資料堆積如山。比方說，我們在討論高血壓時提到的日本研究，這項研究調查了一萬名日本人的血糖值、血壓和膽固醇，並持續追蹤調查往後的十四年內，他們罹患了什麼病、或是死因是什麼。十四年後，膽固醇在二四〇至二六〇mg/dl的男女，死亡率最低。

大阪府成人疾病中心也曾以大阪府八尾市的一萬位居民，展開長達十一年的追蹤調查，結果顯示膽固醇在二四〇至二八〇mg/dl的男女，是最長壽的。這樣的傾向並非日本特有，韓國也曾針對加入健康保險的四十八萬民眾進行調查，膽固醇在二一一至二五一mg/dl的人，死亡率最低。此外，日本研究也曾針對八尾市的居民進行調查，結果發現膽固醇越低的人，生活自理的能力越低，癌症死亡率也越高。既然如此，為何會將膽固醇二二〇mg/dl以上的人，認定為高血脂症患者？這實在非常矛盾。

威脅E先生的醫生曾說：

「膽固醇過高的話，會導致動脈硬化，引發心肌梗塞。」

雖然高膽固醇的確容易引起這些併發症，但**實際上因為膽固醇過高，而導致心肌梗塞的案例並不多。就整體的死亡率或癌症死亡率看來，膽固醇越低，死亡率越高才是不爭的事實**。因此基於常識判斷，E先生當然應該要停止服用司他

---

⑫司他汀（statin）：阻害HMG-CoA還原酵素、讓血液中膽固醇下降的藥物總稱。具體而言，包括：Pravastatin（如優宛錠U-Prava）、Simvastatin（如欣脂清膜衣錠Simvatin等）、Fluvastatin（如益脂可膜衣錠Lescol等）、Atorvastatin（如立普妥膜衣錠Lipitor等）、Pitavastatin（如利維樂Livalo等）、Rosuvastatin（如冠脂妥Crestor等）等。不過，這些藥物可能會誘發嚴重的副作用，如癌症或是橫紋肌溶解症。

汀，才是明智的決策。

E先生自從四年前來找我諮詢後，就不再服用藥物。如今他已經五十七歲，總膽固醇回到原來的水準、體重也恢復了，現在的他非常健康。

膽固醇不但是細胞膜的材料，也是合成荷爾蒙的材料，對人體而言非常重要。將它視為壞東西，真是大錯特錯。

服用司他汀的好處遠遠低於壞處。據說日本服用司他汀的人超過一千萬人，而且最近幾年人數還在不斷增加中。一般人服用司他汀後，會讓人體最重要的膽固醇出現不足，也會讓製造膽固醇時一起形成的輔酵素Q10不容易產生。我想大家都非常清楚，輔酵素Q10是人體在產生活動能量時，不可缺少的物質，負責非常重要的工作。

要是膽固醇不夠，細胞就會弱體化，自癒力自然也會明顯降低。換言之，服用司他汀可能對維持身體機能造成危險。如果真要比什麼才是壞東西，司他汀顯然比膽固醇更壞。

肥胖

老實說，一般人看病時，都不太會認真問醫生問題。到目前為止，我已經介紹了高血壓、糖尿病、高血脂的個案，如果把肥胖排除在外，相信很多人一定會感到奇怪，所以我還是針對肥胖的部分，簡單為大家說明。

減肥的重點是……

有一段時間，我擔任過某企業的專職醫生，無論是年輕還是上了年紀的女職員，都會常常跑來問我該怎麼減肥。我想減肥這個話題，一定有很多人有興趣了解。其實，這個世上有各式各樣的減肥方法，而且不斷推陳出新，但這些方法不過是把減重當成賺錢的商機罷了。

為了把碳水化合物的攝取量降到最低，而一直吃相同的食物，體重確實會下降。但我希望大家能思考一點：一直吃相同的食物，結果會如何？

一直吃相同的食物，當然會造成營養失衡，身體的自癒力也會跟著下降。

靠單一食物減肥的方法，從以前就很多，如蘋果減肥法、蒟蒻減肥法、高麗菜減肥法、香蕉減肥法……，例子多得舉不完。一直吃相同的食物，本來就會很快出現飽足感，食物攝取量也會因此減少，同時**因為營養失衡，體重自然會下降。這種減肥方式一點創意也沒有，根本就是理所當然的結果**。

另一方面，如果將碳水化合物（醣類）的攝取量降到最低，又會造成什麼樣的結果？

碳水化合物是能量的來源，一旦攝取量降低，身體就會陷入能量不足的狀態。如此一來，蛋白質就會取代碳水化合物成為能量來源，換句話說，一旦碳水化合物無法供應身體所需的能量，蛋白質（氨基酸）就會特地製造醣類，以確保能量的來源。蛋白質是肌肉的成分之一，平時儲存在我們的身體裡，一旦必須消耗蛋白質，就會影響肌肉的生長，自癒力當然也會明顯下降。

無論是單一食物減肥法，還是減少碳水化合物的攝取量，都會對身體造成傷害。雖然就結果而言，的確是達成了減肥目的，但從另一個角度看，這其實是一種玩命的減肥方式。說穿了就是讓身體出毛病，體重當然會下降。

那麼到底有沒有既能維持身體健康、又能達到減重效果的減肥方法？當然有。健康的減重方式不能減少營養素，只能減少卡路里，也就是說，食量和運動量要取得平衡。

減肥多少都需要努力，而且要有覺悟和決心。我接下來要說的這一點也許不太中聽，但是**從生物學的角度來看，易胖體質的人其實是進化程度比較高的**。對於老是處於飢餓狀態的人來說，易胖體質才是終極的進化型態，能儲備脂肪以供燃燒。另外，還有一件很重要的事：其實胖一點的人才會長壽——當然，讓人不由自主自動迴避的體型不在此限。

想要減肥，首先體重計是不可缺少的工具，如果同時能測體脂肪的話更好，並養成測量體重的習慣。接著要做的就是記住自己的體重，在未來的一天或二天，減少攝取甜點、酒精飲料、少吃油炸或甜食。此外，盡可能不要搭電梯、手扶梯。若是想要減重超過五公斤，的確需要一些努力。但如果是一、兩公斤的話，只要花點心思，任何人都可以輕而易舉的減重成功。

做一些消耗體力的事，一個月最少可以減掉大約兩至三公斤；持續兩到三個月的話，應該可以減少好幾公斤。我想只要掌握這個訣竅，每個人都會對自己的減重很有信心。這個方法絕對沒問題，我自己已經見證了超過一百人，利用這個方法達到減重目的。這是一個只要短時間的努力，就能成功減重的方法，而且所花的費用也只有體重計的價錢而已。

當我說明到此，很多人會問我另一個問題。如果不減少食量，光靠運動是否也能達到減重的功效？照理論來說確實可行，但事實上並不存在。為什麼我會這麼說？能做到光靠運動減重，表示自制力很高，身材一定都不胖。這也是經過我們驗證的結果。

講到這裡，還要提到水果。果糖給人的感覺要比其他醣類來得甜，但令人意外的是，**水果很難成為導致肥胖的原因，因為水果含有豐富的維他命和礦物質**。或許有人會認為，水果不能幫助減肥，但是我認為，水果是最適合減肥時食用的食物。

前來診所諮詢減肥的人實在太多了，我因此舉辦了好幾次減重講座，一口氣服務眾人。令我意外的是，出席的聽眾幾乎個個身材苗條。該來的人沒來，不該來的人卻來了一堆，實在讓我匪夷所思。換句話說，減肥這檔子事，完全是意識問題。

新陳代謝症候群的真相

新陳代謝症候群最近非常火紅，是最具代表性的第一類疾病（看不看醫生都會痊癒）。肥胖、高血壓、高血脂和糖尿病，只要有兩種症狀以上，就屬於新陳代謝症候群，也就是第一類疾病的綜合體。

近年來，只要商品印上「新陳代謝症候群」字樣，就是銷售的保證。毫無疑問的，顯然社會上有許多人認為這是一個非常嚴重的問題，新陳代謝症候群的專門醫生顯著增加，搞得像是世界末日般嚴重。其實**所謂的新陳代謝症候群，一言以蔽之，就是吃太多又運動不足，就這麼簡單**。只要不要吃過量，又持續運動就能痊癒。

偶爾在醫院的櫃臺窗口，會有人來詢問：

「請問你們診所是否有提供新陳代謝症候群的諮詢？」

每次聽到這種問題，我的回答都是：

「如果你有心想要治療，只要注意飲食不過量，多動動身體就會好了，實在沒必要特地到診所來。」

但我其實很想這麼回答：

「我的時間是用在非常嚴重的疾病上、不是諮詢什麼新陳代謝症候群！」

不過，想要諮詢的人，本身並沒有錯。其實這不是一件值得大驚小怪的事，社會應該教導民眾正確的觀念，但很無奈的是，無論是政府或媒體，都在扮演煽風點火的角色，而且想趕搭這波熱潮、好好大撈一筆的商人大有人在。

我再重複一次，新陳代謝症候群，不過就是吃太多卻很少運動罷了，這個疾病本身沒有什麼威脅性。當你被告知罹患了「癌症」跟罹患了「新陳代謝症候群」，我想每個人在第一時間的反應肯定截然不同，而這個反應就是你的直覺。當你被宣告得了新陳代謝症候群，完全不需要緊張，就算不急著治療，也不會發生延誤醫治的情況，更不會因此喪命。

新陳代謝症候群只是點出以下的事實：**如果長久以來養成不良的生活習慣，自己不去改善且置之不理，嚴重的話，恐怕會對生命造成威脅**。如果病患一直不正視自己的健康狀況，就像無視旁人的警告，硬闖進火車平交道一樣，相當的愚蠢。正常人甚至不用看醫生，就可以自己痊癒。

認真說起來，為這股新陳代謝症候群熱潮搧風點火的主嫌，其實是身為醫生的我們。新陳代謝與荷爾蒙是一門非常有趣的學問，以分子生物學來解析身體裡複雜且多樣的生理現象，透過實驗重現化學反應，正是這項專業領域的特點。但是，無論實驗結果多麼完美，不過就是體內產生的生理現象之一，況且這些實驗還是以不可能存在的條件為前提，所設計出來的虛擬情況。雖然是一門非常有趣的學問，但對於真正需要幫助的病患，卻沒有多少助益。

醫生該做的事項清單中，排在新陳代謝症候群之前的堆積如山，有癌症、小兒癌症、神經變性疾病、脊髓損傷、視力、聽力障礙，以及其他機能障礙等。對於這些為罹患重大疾病所苦的人，醫生應該要盡全力救治。有的病人年紀輕輕就走到人生的終點，留下年邁的雙親、妻小或戀人，內心的無奈和苦楚，又該如何排解？還有那些手腳無法自由活動、雙眼看不到、耳朵聽不見的人所承受的痛苦，以及面對健康日漸流逝的恐懼，就算不想向命運低頭，也只能默默接受。身為醫生的我們，絕對不能忘記這些人的缺憾和悲苦。

這波新陳代謝症候群風潮帶給民眾的唯一好處，就是喚醒那些缺乏健康意識的人，重新思考自己的生活習慣。我再重複一次，新陳代謝症候群屬於第一類疾病，認真說來根本稱不上是病。在我的定義裡，第一類疾病不是疾病。

這股新陳代謝症候群的熱潮，讓大家開始關心自己的生活習慣，就這點來說，我認為是一件好事。這種稱不上是疾病的病，完全可以靠自己的力量痊癒，如果社會上開始出現這種思潮，那麼我想新陳代謝症候群的恐慌風氣，應該也會散去。

腸

「便祕的定義是什麼？」

被認真問到這樣的問題，其實還滿難回答的。

事實上，現代為便祕所苦的人還真不少。但就算一天的排便次數沒有超過一次，其實也沒什麼好擔心的，伴隨便祕而來的不舒服症狀，才是問題所在。

便祕是萬病之源

二十五歲的F小姐是粉領族，幾年來一直在持續服用治療便祕的藥物，最近因為吃了藥也不太排便，所以來找我諮詢。一問之下才知道，她服用了便立通（Pursennid）及百靈佳（Laxoberon）等多種市面上的藥物，但便祕情況依舊未見改善。我接著詢問她的生活作息，才知道原來她用餐時間不規律，而且以外食居多，蔬菜、水果和發酵食品的攝取量非常少。

面對這樣的諮詢者，醫生首先要讓他們正視便祕的嚴重。我告訴F小姐，便祕會讓腸道環境變得異常惡劣，如此一來，不但會**造成免疫力下降、成為各種疾病的根源，肌膚也會老化**。另外，**太過於依賴藥物，會讓藥效越來越差**。我直接了當的告訴F小姐她目前面臨的問題。

聽完我的解釋後，F小姐說：

「原來便祕是萬病的根源！」

這句話似乎也預告著她將有所改變。她開始改善自己的生活和飲食習慣。兩週後，她就算不吃藥，排便也很順暢。過去幾年來的焦慮感，也都隨著便祕問題的解決而消失了。

F小姐的個案讓我想起G小姐。G小姐二十七歲，是一位非常熱愛工作的護士。完美主義的G小姐老是覺得自己不夠好，可能是個性使然，她經常服用精神安定劑，而且很難脫離藥物。G小姐也因為便祕來找我，我告訴她只要解決便祕問題，就不需要依賴藥物，建議她多攝取發酵食品和乳酸菌。一個月後，當我再度見到G小姐時，她很開心的告訴我：

「謝謝醫生的建議，我現在心情非常好，便祕問題已經解決，而且也不必再吃藥了。」

在這裡，我要說個題外話。我從事醫療諮詢以來，很多人都是因為腸子問題來的。因此接下來，我想談談關於腸子這個部分。

不知道大家對腸子有多少認識？

可能有很多人認為，腸子不就是連接口腔到肛門的管子嗎？我想每個人應該都知道腸子是消化、吸收、排泄的器官，但關於腸子的常識也僅止於此。我猜應該沒有人覺得，腸子這個器官非常厲害吧？那麼，請試著回答下列的問題：

你知道腸子（小腸＋大腸）的長度和面積有多少嗎？

答案是長約七公尺，面積約有一個網球場大。

在你的腦海裡，可以想像腸子的畫面嗎？

可能有人會認為，就算腸子的面積很大、長度很長，那又怎樣？

接下來進入核心問題，請用是或不是來回答。

腸子是接受大腦的指令而運作的嗎？

答案是「不是」。原則上，腸子是靠自己的意識來運作。

腸子裡的神經細胞數量超過一億個，遠遠超過脊髓所有的神經細胞。換言之，腸子可以說是非常棒的神經器官。有一位學者對腸子神經的密集程度，做了一個很妙的比喻，他說：「腸子就像套上了以神經做成的網襪。」

腸子靠自己的力量運作，這一點實在非常厲害。因為腸子必須在瞬間判斷，要排除還是吸收進入人體的物質。我們的生命仰賴吸收外來物質，以維持運作。什麼物質該吸收、什麼物質該排除，這個問題與維持生命息息相關，非常重要。一旦搞錯，生命就可能遭到威脅，而肩負如此重責大任的器官就是腸子。

經過我以上的說明，大家對於腸子的印象，是否有所改變了？

下一個問題，也請用是或不是來回答。

腸子是最大的免疫器官嗎？

答案是「是」。很讓人意外吧？

人體全身的淋巴球⑬約有六成在腸子裡，這表示身體有六成抗體，是由腸子負責的。換言之，腸子是人體最重要的免疫器官。或許大家對於這樣的答案感到意外，但其實一個人是否容易得花粉症、支氣管炎、皮膚過敏等過敏性疾病，腸道環境的好壞占了很大的因素。另外，雖然還沒有明確的證據支持，但腸道環境的好壞，對包括癌症在內的慢性疾病，其發病與治癒的機率，有很大的影響。

如同我剛才說的，腸子裡有很多神經細胞和免疫細胞，此外還有超過一百種以上的微生物，總數量有一百兆之多，總重量有一公斤重。我們的身體和這麼多的微生物共存，一定有其意義或功效。這些微生物的動靜，對人的身心有很深的影響。因此，**千萬不能隨便服用抗生物質來清潔腸道，抗生物質會把腸內的微生物通通消滅，對身心造成不良影響**。

---

⑬淋巴球（lymphocyte）：占所有白血球的二五％，是一種體積比較小（六至十五μm）、細胞質較少的平滑細胞。主要功能包括利用抗體攻擊所有外來的異物、專門對付病毒等微小異物、甚至是排除體內的叛亂份子癌細胞等，可說是一支擁有許多機能的特殊部隊。

講到這裡，你對於腸子這個器官，是不是有了很大的改觀？會不會很想摸摸自己的肚子？

實不相瞞，說起來很丟臉，我曾經也是一個忽視腸子的人。大學畢業後踏入了腦神經領域，當時我認為腸子不過就是一個普通的器官，選擇構造比腸子精巧的腦神經作為研究對象，純粹是對腸子的偏見。然而隨著時間的流逝，在我從事醫療和健康諮詢的工作後，我終於了解腸子的厲害之處。老實說，這都是大家教我的。「**腸道狀況的好壞，可以說是人體健康的氣壓計。**」我現在覺得，這句話一點也不誇張，而且要向腸子致上最深的敬意。

腸道要健康，首先調整飲食習慣

近來，很多人的腸道都不算健康。攝取過量的脂肪、動物性蛋白質，服用過多藥物，加上蔬菜水果、發酵食品攝取不足等，都是造成腸道機能下降的主因。這樣的現象，也和過敏及癌症等慢性病患逐漸增加的情況相吻合。

想要讓腸道的機能維持在最佳狀態，首先要改變飲食習慣。與其過度依賴藥物，倒不如善用益生菌及益菌生⑭才是睿智的做法。

微生物自古就被稱為生物反應免疫調節物（BRM⑮）的寶庫，而微生物研究與發酵技術，正是日本最引以為傲的研究領域之一。長久以來，前輩們累積了相當多的研究成果，我們沒有理由不好好善用。

---

⑭益生菌、益菌生：所謂的益生菌（probiotics）是抗生素（antibiotics）的對比用詞，起源於生物間共生關係（probiosis）的生態學用語。這種說法可能讓人覺得艱澀難懂，「改善腸道內的壞菌，增進腸道內的消化與特殊營養素的吸收與代謝」，這樣的定義應該比較讓人容易理解。大家耳熟能詳的乳酸菌就是益生菌的代表之一。另一方面，益菌生（prebiotics）意指「益生菌所需要的某些特殊營養素」。這樣的說法應該比較好懂。具體來說，寡聚糖和纖維質皆屬益菌生。

⑮BRM（biological response modifiers）：直譯為生物反應免疫調節物，就是讓身體維持在健康狀態的有機化合物。

胃

和慢性便祕一樣，當胃感覺不對勁的時候，很多人都會服用胃藥。其實，我也曾經不把胃藥當一回事，直到碰到H先生才徹底改觀。

高齡七十八歲的H先生是一位和藹可親的爺爺，獨自住在養老院裡。有一天，H先生被診斷出急性胃炎，於是醫生開了喜美胃錠（cimetidine，一種制酸劑，也就是常用的胃藥）讓他服用。沒想到隔天H先生突然意識不清，還開始出現幻覺。

胃潰瘍真的是胃酸造成的嗎？

我偶爾會去那間養老院，那次我去的時候，剛好遇上H先生的病情急轉直下。我幾乎不曾遇過病患有莫名意識不清、出現幻覺的狀況。當時我猜想，說不定是他前一天服用喜美胃錠所導致，於是建議他暫停服用。果然隔天H先生的幻覺就消失了，一切平安無事。這件小插曲給我的新啟示就是，即使是胃藥，也不能輕忽。

一直以來，造成消化性潰瘍的原因，不外乎胃酸增加或由幽門螺旋菌導致。人在放鬆的狀態下，原本就會促使胃酸分泌，而且胃酸的主要功能之一就是解毒。再者，很多人體內都有幽門螺旋菌，但罹患胃潰瘍的人實在是非常少。若從這幾個觀點看來，真正的兇嫌應該另有其「人」。因此，以H先生的情況來說，醫生隨便開制酸劑給他吃，實在不夠謹慎。

當人體處於緊張狀態時，交感神經會讓引起發炎症狀的顆粒細胞⓰釋放出活性氧⓱，而與幽門螺旋菌交互作用，造成黏膜糜爛或潰瘍，近來這樣的說法越來越有公信力，而且是可以讓人們理解的。順道告訴大家，罹患胃潰瘍或十二指腸潰瘍的病患，他們的血液裡顆粒細胞的數量，大多數都多於淋巴球。

⑯顆粒細胞（granulocyte）：占白血球的六成。因為在細胞質裡有殺菌作用的顆粒存在，取名為顆粒細胞。根據染色的不同，分成嗜中性球、嗜酸性球、嗜鹼性球等三種。

⑰活性氧（自由基）：氧異常活化的現象，擁有不安定且超強的酸化力。對生物而言，氧本來就是一種毒性很強的物質，在進化的過程中，出現了活用這種危險物質的勇敢生物，就是我們的祖先（好氧性生物），因為氧擁有極高的能量效率，讓好氧性生物能快速進化，最後進化成人類。知道氧氣的優缺點之後，可要懂得好好活用才行。千萬不可傻傻的前往所謂的「氧氣吧」（按：提供氧氣，讓人休息放鬆的地方），將活性氧吸入體內，這實在是一種不智的行為。

頭痛

頭痛是門診病患當中最常出現的前三名。正因為頭痛太過普遍，很多人總是輕易服下止痛藥。絕大多數的慢性頭痛是不會致命的，但動不動就吃止痛藥，不是解決問題的根本方法。想要抑止頭痛、消除痛苦，不可否認吃藥的確是很有效的方式，但同時也要進行根本的治療才是正務。

常吃止痛藥的危險

五十四歲的I先生是公務員，在區公所上班。他熱愛工作，同時也有個人的興趣，看起來人品也很好。在外人看來，他的生活方式似乎與壓力沾不上邊，但其實過去三十年來，他飽受頭痛之苦，對他來說，吃止痛藥已經是家常便飯。他隨身攜帶醫院開給他的以及市售的頭痛藥，每隔幾小時就要吃一次。

在區公所的健康檢查中，I先生被診斷出罹患初期胃癌，並於某縣立醫院進行手術。出院後他來找我，我記得當時諮詢的問題，跟手術後的生活習慣有關。當我聽到他服用頭痛藥的狀況後，建議他最好重新思考自己的用藥習慣。

看到I先生，讓我突然想起以前曾經有好幾個病患，懷疑自己因為常吃止痛藥才會罹患癌症，而前來找我諮詢。雖然我無法斷定，但我猜測I先生罹癌，恐怕是長期服用頭痛藥刺激交感神經，再加上慢性壓力所導致的。可以預測的是，如果I先生繼續吃止痛藥，胃癌一定會再復發、或是罹患另一種癌症。

聽完我的建議後，I先生真的開始改變大量服用止痛藥的習慣，改以刺激穴道或練習易筋功，來逐步減輕頭痛（關於刺激穴道和易筋功的相關介紹，請見本書第四章）。

有人說頭痛致命的機率大約只有萬分之一，非常少見。雖然這是事實，但我認為應該先了解是什麼原因引發頭痛。不過，要真正執行卻非常困難。關鍵在於病患的頭痛症狀，是否為醫生過去曾遇過的案例。

三十九歲的J先生是一位工地的工人，近幾年因為慢性頭痛，常到某間縣立醫院看診。某一個星期六，他突然出現了有別於以往的頭痛，因此打電話給經常看病的醫生。對方告訴他：

「您的頭痛不會致命，請先服藥看看。」

隔天星期天，J先生的頭痛還是沒有消除，再度與醫院聯絡，還是得到相同的答案，於是他找上了我。

因為他說這次頭痛跟以前不太一樣，我馬上介紹他前往某間私立醫院，並叫救護車將他送到醫院去。醫院檢查結果證實，J先生是腦動脈瘤破裂，導致蜘蛛網膜下出血，當天立即動了手術，所幸手術後J先生完全康復。

腰痠背痛

三十四歲的K先生是建築師，幾乎每天都對著電腦、長時間繪圖。過去十幾年來，一直都有腰痛的毛病，也四處找整形外科或整脊師治療。每次治療後，的確會暫時舒服很多，但這並非根本的解決之道。他來找我的時候，腰上穿著緊身褡（以質輕金屬製成的無袖覆身物，用以固定脊椎、骨盤，矯正脊柱彎曲或避免疼痛），在諮詢的過程中，他還透露自己經常使用消炎鎮痛藥膏和貼布。

痠痛貼布的後遺症

我對著很愛講道理的K先生說，通常腰痛是因為腰部缺乏力量、交感神經過於緊張等原因造成的。貼上鎮痛藥膏或貼布，或是穿上緊身褡，也許會暫時讓症狀舒緩不少，但這麼做是無法根治的。我建議他，想改善腰部的血流狀況，必須刻意鍛鍊腰部的力量。具體來說，就是要修正上身向前傾的姿勢，同一個姿勢不要維持太久，適時做做伸展操，偶爾還要扭動腰部。如果可以的話，最好鍛鍊一下腹部肌肉。

K先生聽了我的建議後，果然身體力行、改善腰部的血液循環，讓腰部保持溫暖，漸漸不再需要倚賴消炎鎮痛藥膏和貼布，最後成功跟腰痛說再見。

在上門求助的病患中，腰痛或膝蓋痠痛的人數僅次於頭痛，名列第二，而且有很多人習慣使用消炎鎮痛藥膏。依我的經驗，大多數人只要改變姿勢、減重、養成運動（步行）習慣，就能不再依賴藥物，完全脫離疼痛。

當然，身體疼痛總是讓人難以忍受，而且疼痛會引起失眠、易怒、抑鬱，也會讓身體的免疫力下降。因此為了儘早消除疼痛，對症下藥非常重要；但若只會針對症狀下藥，卻忘了要根治，這也是不行的。

皮膚

二十三歲的L小姐是剛步入社會的粉領族，從小就有輕微過敏，在開始工作一段時間後，溼疹的情況日漸嚴重，幾乎連妝都上不了，於是到住家附近的醫院看診。

當她告訴醫生不太想使用類固醇藥物時，醫生介紹她一種特效新藥，開了一條普特皮（Protopic）軟膏給她。普特皮軟膏是一種非類固醇的異位性皮膚炎用藥，主要成分是他克莫司（Tacrolimus）。L小姐回家後，在網路上搜尋普特皮軟膏的資訊，發現這種軟膏是抑制免疫力的藥物，她感到有點不安，於是便來找我諮詢。

過敏，如何根治

我從L小姐的話中聽來，醫生只有告訴她這是一種新的特效藥。或許普特皮軟膏用於溼疹會有令人滿意的效果，但這藥原本是用於腎臟或肝臟移植時，避免器官產生排斥反應的藥物。實際上有醫學報告指出，在器官移植時，使用他克莫司這種抑制免疫力成分的藥物，很容易罹患癌症或惡性淋巴腫瘤。

於是我要L小姐不要使用新藥，在溼疹嚴重的短時間內，一邊使用類固醇軟膏，同時盡快適應新環境，並且改變自己的想法。

在我過去的經驗裡，因為環境變化，讓過敏性皮膚炎更加惡化的個案層出不窮。認真負責的L小姐在踏入社會後，因為突然從學生變成上班族，導致壓力產生，讓過敏症狀越來越嚴重，這是可以想見的。

我順便問她的飲食習慣，她比較常吃西式料理和加工食品。我建議她三餐最好以日式料理為主，並多攝取發酵食品，也可以多吃乳酸菌。

大約一年後，我偶然遇見L小姐，她臉上的溼疹幾乎都不見了，看得出她現在過得很好。後來L小姐告訴我，她遵照我的指示，努力改變想法和飲食習慣。雖然一開始效果不明顯，偶爾還是要塗抹類固醇軟膏，不過半年過去，她的身體狀況快速改善，幾乎不再擦藥，溼疹也不再出現了。

有些醫生不太願意讓病人塗類固醇，基本上我也同意這項做法。但是遇到症狀嚴重時，在不得已的情況下，類固醇也是一種選擇。L小姐除了擦藥，也努力減輕壓力、改變飲食等生活習慣，這才是戰勝過敏的最大主因。

日積月累的壓力，往往是造成病症日益嚴重的最大原因，這一點不光是針對過敏，對其他慢性疾病也一樣。如果只靠藥物來治療，不管過多久還是無法擺脫藥物，更別說痊癒了。

睡眠

因失眠而服用安眠藥的人不在少數，更令我訝異的是，很多醫生竟然不假思索，就輕率的開出安眠藥給病患。如果是朋友因為失眠來找我諮詢，我應該只會說：「失眠不會死人。」就打發他離開。但對於特地前來諮詢的人，我不能口出惡言，必須更有禮貌的回答。

失眠，是身體在警告你

四十六歲的M先生在一間大型保險公司上班。過去幾年來，他因為擔任負責訓練營業員的分部長，而非常在意業績，成天掛念著成交保單的數量，從早到晚滿腦子都是公事。就算工作順利，每天還是很晚回家，吃過晚餐、洗完澡後，就睡覺了。但即使躺在床上，他還是在想公事，這讓他越來越難睡著，總是要靠安眠藥才能入睡。最近他發現自己吃安眠藥的劑量越來越多，不免感到擔心，所以來找我諮詢。

M先生服用的安眠藥是酣樂欣（Halcion）和利福全錠（Clonazepam），而且服用量已經超過上限（M先生告訴我，他在兩間不同診所拿藥）。雖然他本人也知道服用過量不是好事，但還是持續吃過量的安眠藥。

我將安眠藥大致分成容易成癮和不容易成癮兩大類。M先生現在服用的安眠藥，屬於容易成癮的藥劑，我要他先換成不容易成癮的安眠藥，同時告訴他改變生活習慣，才是解決失眠問題的根本之道。此外，我也針對他的飲食生活給出建議，希望他能早一點吃晚餐，並盡可能多攝取大豆或穀類食物。

所幸M先生自己也發現，改變想法才是最重要的，大約過了半年，我聽到他終於擺脫安眠藥的好消息。而且不吃安眠藥後，每天早上起床不但精神飽滿，腦筋也靈活多了。

六十五歲的N太太是一位獨居的銀髮族，過去十年來，得吃安眠藥才能入睡，受失眠問題所苦的她，前來診所求助。雖然她本人很想戒掉安眠藥，但是如果不吃，就怎樣也睡不著，一旦無法入睡，她就會更焦慮，形成惡性循環。N太太在生活上沒有什麼特別煩惱的事，唯獨睡不著讓她傷透腦筋，每天最害怕夜晚來臨。她服用的安眠藥是依替唑侖（Etizolam, Depas）和酣樂欣，尤其手邊要是少了依替唑侖，就會讓她坐立難安。

這其實是相當典型的藥物依賴症，我建議她如果睡不著就不要睡，換個想法來看待這個問題。白天盡可能多多運動，晚上泡澡的時間長一點。同時，我也仔細的對她說明安眠藥的副作用，尤其是成癮方面的問題，甚至可能會造成免疫力下降。

N太太立刻照著我的建議去做，她先將安眠藥的份量減半，同時嘗試每兩天或每三天停藥一天。三個月後當我再度見到她，幾乎不用服藥就能入睡了。N太太說：

「偶爾還是會有睡不著的時候，但是我想起醫生告訴我，睡不著就不要勉強，這時候我就會悠哉的看看書，然後不知不覺就會睡著了。」

失眠可以大致分成兩種類型。一種是白天無論身體或心理都非常疲憊，讓交感神經過於興奮而導致失眠；另一種是白天沒怎麼勞動，單純就是不累，所以睡不著。前者只要改善白天的生活習慣，就能徹底治療失眠。至於要怎麼做？得從改變生活的步調做起，換言之，失眠其實是生活習慣不良的警訊。我想大家應該都知道，對於身體這樣的警訊，卻以安眠藥來處理，是無法解決問題的；而後者和前者是完全相反的生活形態。由此可知，想要消除睡眠障礙，根本的解決之道就是改變生活習慣。

另外，日本免疫學權威安保徹教授也提出一項說法，他認為經常使用消炎鎮痛藥膏會引發失眠，我認為這是有可能的。這樣的情況特別經常出現在銀髮族身上。因為腰痛或膝蓋疼痛，經常在患部塗抹消炎鎮痛藥膏，而出現失眠症狀的人不在少數。我通常會建議病患暫時不要使用消炎鎮痛藥膏，失眠的問題果然就解決了。消炎鎮痛藥膏會過度刺激交感神經，因而導致失眠。

憂鬱

有人說現代人心理生病的很多，也許情況不到這麼嚴重，但確實有許多人對現狀感到不安，因此有很多人將很容易取得的抗憂鬱劑苯重氮基鹽⑱，或選擇性血清素再吸收抑制劑（SSRI）等藥物，當作營養補充食品般經常服用。

抗憂鬱藥，注意開藥者的專長

在某金融機構工作的二十六歲上班族O先生，來到不熟悉的地方就職（在我家附近），據說他對於方言或風俗差異會感到很大的壓力，不安的情緒也因此變得嚴重。O先生是個一板一眼的人，對工作抱持著全力以赴、絕不鬆懈的態度，

⑱苯重氮基鹽（benzodiazepine）：一九六〇年代開發的藥品，現在成為最常被使用的抗憂鬱劑和安眠藥。

每天都認真上班，但要是有點不順遂，就會無法集中精神工作，對與他人接觸感到厭煩。

大約在一個月前，他覺得自己精神怪怪的，於是到附近的診所去看病。那位醫生的專業領域是內科，所以沒能仔細問診，只簡單說：「有一種特效藥。」就開了抗憂鬱劑帕羅西汀（Paxil）給他。

O先生拿到藥後開始服用，但過了一段時間，情況仍未見起色。他內心的不安沒有好轉，反而更加嚴重，所以到我的診所來。其實在我替他診療之前，已經從O先生的主管那裡，大致了解他的情況。讓我印象深刻的是，我見到他本人時，感覺跟我想像的差距甚遠，他本人給我一種有攻擊性的感覺。我的腦海立刻閃過，曾經看到書上記載「帕羅西汀會讓人出現攻擊性」。

我先慢慢與他交談，然後建議他暫時不要服用帕羅西汀這種抗憂鬱劑，並約好一個星期後複診。一週後再度見面時，他告訴我：

「大概在我停藥的第四天，感覺自己心情變好，情緒也穩定下來了。」

其實不用他開口，當我看到他臉上出現的光芒，就知道之前的一切，都是抗憂鬱劑造成的了。

我再舉一個典型的例子——其實類似的個案還真多。靠著年金生活的六十五歲P先生，在一間大企業辛苦工作了三十八年後，在六十歲退休，此後每天過著愜意的田園生活。他的妻子因為還在上班，平常都不在家，因此P先生的退休生活大都是一個人獨處，慢慢的，他開始出現憂鬱症的症狀。

三年前，P先生因為高血壓，開始定期到某公立醫院看診。他的主治醫生（循環器官科）看出P先生的憂鬱症狀，非常親切的開了抗憂鬱的處方給他。醫生開給他一種名為無鬱寧（Luvox）的SSRI藥物。他開始服用無鬱寧後，憂鬱症的症狀不僅沒有改善，反而變得更嚴重。

P先生逐漸失去活力，對任何事都提不起勁，甚至無法走路。他的家人見狀後，去找主治醫生商量，醫生的回答是：

「P先生的情況，是憂鬱症加上老人癡呆症。」

家人沒有辦法，只好讓P先生暫時這樣下去。後來他開始連話都說不清楚，甚至出現尿失禁，才轉而向我求助。

我告訴他們：

「P先生會變成這樣，無鬱寧的嫌疑最大，暫時先別服用。如果有必要的話，去找信任的心理治療內科醫生好好檢查一下。」

P先生停止服用無鬱寧之後的前三天，病情沒有明顯起色，但從第四天起，便慢慢恢復活力，講話也很清楚。一個星期後，他的症狀幾乎完全改善，甚至已經能一個人去泡溫泉了。

有很多醫生輕易的開抗憂鬱劑或安眠藥給病患，我認為這是非常危險的。如果是在短期內善用這些藥物，或許不會出現大問題，但前提是開處方的醫生，要對自己所開的藥負起責任。**這些醫生不願意花時間與病患深談，而是以安眠藥或抗憂鬱劑打發病患**。這麼說或許是我個人的偏見，但藥物不是好東西，最好避免持續服用。

開處方給病患，其實就像讓人吃毒藥，因此每位醫生都不該感情用事，要對自己開出的處方負責。即使是行醫數十年的醫生，每每開新藥給病患，還是會感到一絲不安，有一段時間會擔心病患服用後會出現副作用，也可能因為這樣，做事小心翼翼的我，總是盡可能不開處方給病患。

持續用藥最令人擔心的問題，就是導致人體的自癒力下降，幾乎所有藥物都會導致這樣的結果。具體而言，可能會造成淋巴球的機能下降，而容易罹患癌症，這樣的結果想必大家都猜得到。

吃藥必須設下時間限制

我從日常接受諮詢的個案中，提出實例與大家分享。當然，我不是指照我說的做，疾病就會自然痊癒。我對病患的建議，只是眾多治療方法中的一種，我相信應該還有其他可能的醫療方式。

以上所有的案例都有一個共通點，就是我給的建議，都著眼於如何提高人體的自癒力。無論具體的方法是什麼，最重要的是要能從根本治療疾病，這種態度才是治療慢性疾病時的必備條件。實際上，幾乎所有個案也都是因為提升自癒力，才真的痊癒。

我並不是要否定藥物的療效，只是**非使用藥物不可的時候，我會設下服用期限**。其實我勸病患服藥的情況不算少，尤其是疼痛或嘔吐等難以忍受的症狀，我認為還是應該採取積極的治療方式舒緩症狀。不過在我平日的諮詢個案裡，除了癌症，大多數個案都是不須服藥就可解決的。換言之，藥物根本派不上用場。

慢性疾病的發生原因，往往很難一句話就說清楚。**慢性疾病的特徵，就是諸**

多原因（如高血壓、肥胖、偏食、過勞、人際關係產生摩擦等）**日積月累，讓病患身心飽受壓力，最後終於負荷不了而發病**。例如高血壓，**明明就不是單一原因造成的，如果想用降血壓藥來治療，根本就是大錯特錯**。

我認為，慢性疾病應該要以根本治療為重，花時間思考最適合每位病患的方式，本來就是醫生應該做的工作。如果光是以「病名」為根據，無論對象是誰，通通開相同的處方，那我對這樣的工作內容一點興趣也沒有，還不如交給機器，說不定還能更精確的執行任務。

從事醫療諮詢將近十五年，根據我的經驗，在我門診遇到的病人，有九成疾病，只要是以「根本治療」為出發點，應該都可以痊癒。當然其中有些病患必須配合藥物治療，但是使用藥物是以根本治療為前提，在效果出現之前，配合藥物讓症狀獲得舒緩。因此用藥的前提，是必須設下期限。

第三章

健康與生病的分水嶺

很遺憾，許多第一類疾病的病患，明明不需要一直看病也可以治好，或根本不需要看病，卻都被逼著到醫院來當肥羊患者。這些第一類疾病的病患該怎麼做，才不會成為醫院經營者眼中的肥羊、白白支付醫藥費？當然最重要的，就是要知道靠自己身體的力量治癒疾病的方法，並加以學習和應用。但在這之前，我想更重要的一件事，是確實掌握健康和生病的分界。

自癒力決定你的健康

究竟什麼樣的狀態叫健康？什麼樣的狀態叫生病？雖然大家平常聊天的時候，就常會提到「健康」與「生病」這兩個耳熟能詳的詞，但如果問該怎麼定義，卻又很難回答。就算請教醫生，能正確回答的恐怕也是少之又少。

順帶一提，世界衛生組織（WHO）的定義為：「健康是指身體、心理及社會福利都處於健全狀態，而非純粹指不處於疾病或虛弱的狀態。」不過，這個解釋還是太抽象，讓人覺得似懂非懂。

姑且不論世界衛生組織的定義，如果試著以簡單直接的話語，具體描述健康的狀態，我認為應該是：**早上自然醒來，身體沒有感到疼痛或不舒服，好好用餐，排便也很順暢，對工作和學習充滿欲望，能夠自由活動，懂得體貼他人，晚上能安穩入睡**。但是，我們在日常生活中所尋求的健康狀態，常常不是如此完美、無懈可擊，而只設定在身體能自由活動的最低標準。

在此舉一個例子說明。

每個人的身體裡面，每天都會產生癌細胞，但不是每個人都是癌症患者，為什麼？

這是因為體內產生的癌細胞無法順利成長。換言之，是我們身體裡的抑制基因，**讓這些癌細胞恢復成正常細胞，再不然就是被淋巴球或巨噬細胞**⑲**逐一處理掉。因此大家才能每天平安健康的活著，沒有成為癌症患者。**

---

⑲巨噬細胞（macrophage）：白血球（單球、顆粒細胞、淋巴球）的一種。巨噬細胞生存在人體的每個地方，這種細胞扮演免疫系統的角色，其功能在於吞噬入侵的細菌、病毒、垃圾和衰竭的細胞，是種什麼都吃的怪胎細胞，因此才有這樣的名稱。也有人稱它為貪噬細胞。

人體不是固體物質，身體裡的細胞、原子、分子，看起來似乎都一樣，但其實常常替換。每個人的體型，過了一年或許也不會有太明顯的改變，明年的今天，如果在街上遇見一年沒見的老朋友，對方肯定還是能一眼就認出你；**但一年前在你身上的細胞，除了少部分神經細胞外，包括你的蝴蝶袖、肚子上多出來的脂肪細胞，都已經汰舊換新了**；如果是原子或分子的話，更是徹徹底底的全數更換了。

一年前，組成你這個人的那些細胞、原子和分子，現在根本不存在，只是整體看起來似乎沒有改變而已。因此，當你和朋友一年不見，對方如果跟你說：「好久不見，你一點都沒變呢。」這時，你應該要這樣回答才對：「怎麼會！我全身上下都變了，怎麼會一點都沒變？」

外人之所以看不出你的改變，是因為你的**身體裡有一種不可思議的超偉大能力，讓你維持在相同的狀態，我們稱之為「體內平衡」**（homeostasis）。維持體內平衡及身體健全的能力，其實就是「自癒力」。

具不具備體內平衡，是區分生物與非生物的最大特徵。換言之，生物（生命）並非一個固定的存在，而是身上的物質不斷出現、消滅，保持在一種動態的平衡下。所謂的生命，就是細胞（分子或原子）不斷更換，近乎奇蹟般的維持著體內平衡。

體內平衡不光指外在的姿態，延續生命的機能，也是體內平衡的一種展現。體溫就是典型的例子，無論酷暑還是寒冬，每個人的體溫都維持在三十六．五度左右，這是最適合人體機能運作的溫度。

我認為「健康」就是體內平衡維持在健全的狀態；而「生病」就是體內平衡瓦解，無法恢復原狀、或很難恢復原狀。

檢查不出毛病不代表沒事

病人會恢復健康還是身陷疾病，在這個分水嶺上，醫生的處理態度格外重要。所謂的分水嶺，其實就是中醫所說的「未病」。**未病是指體內平衡即將失衡的狀態**，如果置之不理，一定會失去平衡，相當危險。

接下來，我將以未病為主軸，將身體的狀態分為以下三種：

狀態一：體內平衡維持在健全的狀態——健康。
狀態二：體內平衡即將失衡的狀態——未病。
狀態三：體內平衡完全失衡，無法恢復正常、逐漸惡化的狀態——生病。

這三種狀態，彼此之間沒有明顯的界線。

中醫所說的未病，就是**身體檢查不出明顯的異常，也沒有出現明顯的病症，只是有點不太舒服，在生病前身心出現的微妙變化**。如此重要的變化，要是能早一步察覺並迅速改善，就能阻止發病。換言之，就能預防疾病產生。

中國有句諺語叫做「上工治未病」。上工指真正的醫生，真正高明的醫生會在病人處於未病的階段，就察覺出異常，並能快速處理。

然而，西醫卻往往忽略未病這個階段，等到發病之後，才開始著手治療。也就是說，在身體檢查時發現異狀、或是直到出現明確的病症，西醫才會認為病患生病了，必須治療。在身體還沒出現明確病症時，醫生是不會對病患採取任何行動的。

換個說法好了，以火災發生時的救火行動，比喻為醫生處理疾病的態度。中醫絕對不會在火災發生後才來救火，而是在極有可能引發火災的危險場所，事先做安全檢查，將易燃的建材換成非易燃物。當然，一旦真的發生火災，就得盡快撲滅火勢，這點無論中醫或西醫，態度都是一樣的。但除此之外，我認為預防火災再次發生，也非常重要。

比方說，癌症病患在治療的過程中，身體常常耗費很大的能量。按照西醫的做法，通常都要等到病患發病，才來考慮因應的對策。我認為這不是個好方式，反而應該向中醫看齊，在未病的階段，確實掌握身體細微的異常變化，早一步提高病患的自癒力。西醫的「靜觀其變」，對重症的治療顯得過於消極；相較之下，採取事先調節的中醫，其態度才是「積極進取」。

中醫的宗旨在提高人體自癒力

中醫的宗旨在於提高自癒力，這種思想無論用在治療疾病還是未病，都非常合理。我認為巧妙運用中醫，對我們而言相當有用，甚至可以說非用不可。

不過，中醫和漢方醫學基本上是完全不同的兩門學問，我想知道這一點的人非常少。江戶時代末期，西方醫學被引進日本；在那之前，日本的醫學稱為「漢方醫學」。若要追究源頭，其實也是從中國傳進來的，這也是漢方醫學的名稱由來。漢方醫學代表日本的傳統醫學，而中醫則指中國的傳統醫學。

西醫在二十世紀有著顯著的卓越發展，包括發現抗生素、陸續研發出有效的疫苗，讓威脅生命的感染性疾病快速減少。與此同時，二十世紀人類以飲食為主的生活習慣與生活環境，開始出現急速的變化，癌症、心血管疾病、腦血管疾病、過敏、新陳代謝症候群，以及膠原病（全身紅斑性狼瘡、硬皮症、風溼性關節炎、皮膚肌炎、多發性肌炎等疾病之總稱）等慢性疾病的患者，都在急速增加當中。

這些慢性疾病的病患如果光靠西醫，治療效果往往有限，很難根除。想要徹底擺脫疾病糾纏，還是得從改善生活習慣做起，提高身體的自癒力，將身體和心靈視為一體，才能讓身體的平衡和節奏回復正常，根除病源。以身心合一為出發點的醫學，應該要格外重視中醫的觀點。

此外，**中醫自古就講究氣（生命的能量）的概念，不像西醫將人體視為機械、將器官視為零件**。在**治療時，中醫會以整個人體為對象，而非針對單獨的器官**，這是中醫治療的最大特色。

日本的醫療受到中醫思想影響，成為醫生大幅提高治癒率、取得病患信任的原動力，我甚至認為這就是醫生的義務。醫界先進累積了數千年經驗，身為後輩的我們如果不善加運用，不但非常可惜，也有損患者的權益。

中國最近巧妙的結合西醫與中醫的優點，為病患治療，稱為中西醫整合治療。這種療法已經成為許多慢性疾病的主流治療方式，包括癌症在內。做法通常是在初期治療時採用西醫，之後改以中醫的方式來調養生息，是一種非常聰明的治療方法。我認為日本應該要引進這套醫療經驗，當然我個人也需要學習。希望這套療法在日本也能非常普及。

日本現在的癌症治療仍以西醫為主，癌症的初期治療，大都仰賴手術或抗癌藥劑，之後就什麼都不做，不但沒有對病患進行生活指導，也不採用中醫療法，只是被動的靜待癌症復發或轉移。或許是因為這樣，**實際上有一半的癌症病患**，

是死於癌症復發或轉移。我認為如果能積極抑止癌症的復發或轉移，結果應該會大不同。獨尊西醫，是日本醫療現況的悲哀。

健康和生病的分界點

接下來，我將以中醫的關鍵字「未病」為重點，以醫療諮詢經常遇到的糖尿病為例，為大家說明健康和疾病的分界點。

我想應該有不少人看到甜食就眼睛一亮。這些嗜吃甜食的人，可以一口氣吃掉很多日式甜點，或一口氣喝下一公升裝的可樂。在正常情況下，體內的血糖值會在瞬間暴增，幾個小時後又回到正常水準，這是因為胰臟β細胞⑳所分泌的胰島素發揮功效，將血糖值控制在正常範圍內。

換言之，那是因為身體裡維持體內平衡的機能一切正常，而這樣的身體狀態，就符合我之前所講的狀態一，屬於健全的狀態，是安全的綠燈。

然而，隨著你工作忙碌、缺乏運動，又承受太大的生活壓力時，身體會出現怎樣的變化？一旦內臟脂肪過多，慢慢的，維持體內平衡的自癒力就會越來越差，血糖值不容易恢復到正常範圍。當維持體內平衡的能力變差，又或者血糖值很難恢復到原有的數值時，這種狀態就稱之為未病，被列為狀態二，屬於需要注意的黃燈。其實**狀態二是非常重要的時期，簡直就是命運的分界點。可惜無論病患個人或醫生，都很不重視這個時間點**。

如果在狀態二的情況下接受健康檢查，我猜空腹時血糖值應該在一二六 mg/dl以上。依照目前的標準，一二五 mg/dl以下才是正常，一二六 mg/dl以上為異常，恐怕就要被貼上糖尿病患的標籤、領到降血糖藥的處方箋。醫生還會語帶威脅的告訴你如果不按時吃藥，將來可能會失明、因腎功能衰退而必須洗腎、雙腳被截肢等，讓病患感到不安，飛也似的前往藥局拿藥，回去後乖乖服用。

糖尿病患的未來也在這時一分為二，是相當重要的分界點。

⑳胰臟β細胞：分泌胰島素的重要細胞。如果這個細胞停止運作，就屬於第二型的糖尿病。另外，如果這個β細胞的功能本來就不太好了，又因為淋巴球的攻擊而遭到破壞的話，則屬於第一型的糖尿病。

一種是不知反省自己的健康狀態，乖乖照醫生的指示服藥，這項選擇看起來非常輕鬆。為什麼我會這麼說？因為只要吃藥就行了。開始吃藥後，初期血糖值的確很快就會降下來，甚至讓病患出現已經治好的錯覺，進而忽略改善飲食、運動習慣等建議。這些病患會神經大條的認為，反正只要乖乖吃藥就可以了。

吃藥只是對症治療的一種方法，胰臟β細胞分泌的胰島素，不會因為吃藥而增加，反而會讓胰島素的分泌能力變差，因為服用降血糖藥，會讓治療的方向朝完全相反的方向前進。這是因為病患服用降血糖藥，反而會讓β細胞失去功能，不再分泌胰島素。身體其實很聰明，懂得合理判斷狀況。一旦降血糖藥讓血糖值下降，β細胞就會認為不必再辛苦分泌胰島素了，血糖值看起來是正常了，但事情並沒想像中的美好。

本來只要改變自己的運動和飲食習慣、適時解除壓力，就能提高身體的自癒力，同時胰島素分泌能力也能獲得改善。但現在吃了藥，別說身體會恢復健康，反而只會越來越糟。當降血糖藥不再有效，甚至引起併發症後，屆時就得一輩子注射胰島素，最後就真的陷入眼睛再也看不到，因腎功能衰退而必須洗腎，雙腳必須截肢等悲慘狀況。換言之，這時的身體已經亮起紅燈，屬於狀態三。

那麼，分界點的第二個選項是什麼？

在求助醫生之前，先努力提高自癒力，認真改善長期以來的生活習慣。這或許需要花上一段時間，但我敢保證，你的身體一定能恢復到狀態一的水準。

我不是鼓勵大家不要看醫生，而是當身體還處於「未病」、不需要看醫生的階段時，就要努力改變生活習慣與想法，這才是正確的健康之道。

第四章

提高自癒力，不必有壓力

從未病的概念就知道自癒力有多重要。自癒力是指維持體內平衡的能力，又稱之為自我修復能力、復原力或恢復力等，也可以稱為自我調整的能力，是潛在人體內的超強能力。

醫生的職責是啟動你的自癒力

自癒力會因個人及年齡的不同而產生差異。感冒或外傷的治療時間，之所以會因為年齡出現很大的差異，也是因為這個原因。雖然每個人的自癒力會因先天體質而不同，但也有可能經過後天訓練而提高。

遺憾的是，自癒力會隨著年紀增長而下降。據說自癒力的功能會一直持續到一百二十歲，換言之，人類其實可以健康的活到一百二十歲。年輕的時候即使生活不規律，身體也不會出現大太的問題；一旦到了四、五十歲，身體可能就會越來越不聽使喚。日本有句諺語說：「四十歲之後，要照自己的規律來生活。」諺語中的規律，可以解釋為自癒力。

在本章，我想先簡單扼要的說明一下，疾病的治療究竟是怎麼一回事。

我想請各位先回想一下，怎樣的狀態稱為生病？當體內平衡失衡，無法恢復原來的狀態、甚至出現惡化的趨勢，如果繼續置之不理，可能遲早會有生命危險。我們應該做的，就是提高自癒力，增強身體本來的復原能力，讓體內平衡回到正常的狀態。

以感冒為例，人感冒時應該要立刻停止工作，讓身體保持溫暖，同時補充水分和營養，此時讓身體好好休息，是恢復健康的最佳方法。換言之，治療疾病其實不一定要靠醫生。當然，如果是像我先前提到的急性硬膜外血腫，就非得靠醫生幫助不可，因為如果沒動緊急手術，患者一定會沒命。

我在這裡要強調的一點是，**醫生所做的，不過是為病患創造出可以順利啟動自癒力的環境，身體的疾病不是靠醫生治癒的**。即便是急性硬膜外血腫，醫生能做的也只有取出血塊而已，除此之外其實什麼也沒做，治癒的主導者還是病患本人。如果出血速度很快，光靠身體的自癒力無法應付，醫生的職責就是爭取更多時間，讓自癒力順利運作。

因此，身為醫生，我要坦白告訴大家，醫生是無法治病的。不是只有我這麼說，無論哪位名醫，對於無法挽回的情況還是束手無策，如果病患本身的自癒力不足，即使華陀再世，也無法讓病患康復。

又例如肺結核，在以前是一種令人聞之色變的致命疾病，如今隨著抗生素的普及，已經受到控制。肺結核過去一直都被視為絕症，如今卻彷彿被施了魔法般可以治好，難怪病患會將幫他們注射盤尼西林的醫生當成神了。

醫界不斷戰勝各種傳染病，看在大家的眼裡，也難怪會以為是醫生治好疾病的。但事實上，醫生只是藉由提供抗生素，營造出讓病患康復的環境罷了。最後還是要靠患者自己提升身體的營養狀態，才能戰勝結核菌。

現在只要一感冒，就去看病的人已經不多了。理由之一是「小感冒不需要看醫生」的想法，已經深植人心。因為大家都知道只要讓身體保暖，補充足夠的水分和養分，讓身體好好休息，大約兩、三天，感冒就會痊癒。

在我小時候，感冒被視為萬病之源，延誤就醫的話，可能會引發支氣管炎或肺炎，因此一定要趕快看醫生，到醫院注射退燒藥劑、領取抗生素、胃藥或退燒藥。但在今天看來，這**根本就是浪費醫療資源**。

現在大部分的人都認為，發燒是再正常不過的身體反應，服用退燒藥反而會妨礙身體反應，尤其抗生素對治療感冒幾乎一點幫助也沒有，這樣的常識已相當普及。如果只是輕微感冒，實在不必看醫生，而是要在家裡好好休養，靠身體的力量擊退感冒。這樣的觀念儼然成為一種常識，而且每個人都能簡單處理。

感冒是最典型的第一類疾病，就算不找醫生，也一定會痊癒。不過，還是有人深信感冒一定要看醫生，認為一旦發燒就得盡快退燒才行，深信抗生素是治療感冒的特效藥。

對於有這類想法的患者，無論我怎麼苦口婆心勸說，強調只要在家休養，感冒就會自動痊癒，他們還是無法理解。有些人還會誤會我，以為那是我拒絕看診的理由。因此，有很多醫生只好為這些病患打針、給他們抗生素或退燒藥，才能得到病患的諒解。我想實際上，有的醫生甚至還會要病患照X光或抽血檢查。

在這裡，我還是要再強調一次，**感冒時服用不必要的退燒藥或抗生素，會明顯妨礙自癒力，反而導致治療時間拖長，或讓病情惡化**。醫生和病人不做多餘的事，才能讓感冒徹底痊癒。

感冒了不好好休息、勉強自己繼續工作，有時會導致體內失衡，引發二次性的細菌感染，嚴重的話，甚至會引發支氣管炎或肺炎。其實每個人的身體都有足夠的力量對抗感冒，一旦輕忽這種力量，嚴重時可能危及性命，千萬不可大意。

對症療法只能緩和症狀

緊接著我要向大家說明，不用看醫生也會痊癒的第一類疾病，以及不看醫生就無法康復的第二類疾病，這兩者之間的差異。

第一類疾病通常能以提高自癒力的方式，緩解身體的不適；而透過提高自癒力也難以處理的情況，則屬於第二類疾病。換言之，治療時需要緊急處理、特殊的技能、廣泛的知識，甚至是綜合性知識的，都被歸為第二類疾病。也就是說，無論如何都需要醫生等專業人士介入，才有辦法處理的疾病，就是屬於第二類疾病。

具體而言，意外傷害、腦溢血、腦中風、蜘蛛網膜下出血、狹心症、心肌梗塞、大動脈瘤、傳染病、急性藥物中毒等，當然還包括癌症在內，都屬於第二類疾病。部分情況是必須在短時間內處置，而處置方法往往只有一個，或是只有少數幾種，甚至連治療方法都相同，比方說急救治療或傳染病治療等。

舉例來說，當身體受到外傷時，第一優先考量是維持生命跡象，因此確保心肺機能或為病患止血，就成為必須緊急處理的第一步驟。接著是開藥給病患或動手術，這些步驟比其他步驟來得重要，傳染病也是如此。最後還是要提高病患自身的免疫力，但在這之前，先用抗生素來解決現狀，仍是必要步驟。

換言之，對身體進行根本治療之前，醫生**還是以救命為第一優先**。或許在當時會有風險產生，但還是得**先施行手術或投藥，以求在短時間內穩定病情**，也就是說，**在第一時間要採用對症療法**。

西醫這種以「盡快消除現有症狀」為主要目的的醫學或療法，一般來說可以視為對症療法。先前我曾提到急性硬膜外血腫必須進行緊急手術，就是相當典型的案例。緊急手術後，症狀會在短時間內獲得改善，讓病患撿回一命，這就是西醫的價值所在。西醫在緊急治療、重建手術以及影像診斷方面，發揮了強大的效果，是其他治療方法望塵莫及的。

提高自癒力才能根治疾病

治療慢性疾病時，偶爾對症治療是有效的，但光是這樣無法根本治癒。我認為要徹底治療慢性疾病，還是必須設法提高病患的自癒力。

例如治療糖尿病時，臨床上最常使用的處方是醯祿錠㉑、磺醯尿素劑㉒，這兩種藥的用量加起來，占糖尿病用藥的八五％，但無論哪種，都無法根治糖尿病，只能讓病患的血糖值下降，卻無法讓分泌胰島素的胰臟β細胞恢復正常功能。

尤其磺醯尿素劑，藥效是強迫胰臟β細胞分泌胰島素，屬於一種非常草率的治療法，長期下來反而會讓胰臟β細胞麻痺，不再分泌胰島素。如此一來，就得用胰島素來治療糖尿病了。

癌症的情況也是一樣。癌細胞會抑制人體的免疫力，因此藉由手術或放射線治療清除癌細胞，的確有其道理存在，但這種治療法並非根本治療，而是對症治療。為什麼我會這麼說？因為**癌細胞只是癌症的結果，而非癌症的原因，接受癌症手術的病患，有半數會在三年內復發或轉移，這就是最大的證據。**

因為這些病患只接受對症療法，沒有進行根本治療，也因為如此，我才認為治療慢性疾病，必須把根本治療放在第一位。

首先，病患必須改變想法，攝取充足的營養，提高血液循環的效率，維持自律神經的平衡與協調。如果這麼做還不夠，接著才是服藥或動手術，甚至是接受放射線這種侵入性治療，但同樣的，必須限定治療的時間。

糖尿病或高血壓病患，不應該一開始就用藥物治療，而是先修正包括飲食在內的生活習慣，很多病患都是因為這樣而使病情改善、甚至痊癒的。如果在改善不良的生活習慣後，病情仍未見好轉，才考慮在短期間內同時服用藥劑，不過無須長期服用藥物。

㉑醣祿錠（α-glucosidase）：糖尿病的治療藥物之一。抑止消化酵素將醣類分解為葡萄糖的功能，延緩葡萄糖的吸收，抑制血糖上升。但這項藥物會造成腹部膨脹、放屁增加等副作用。

㉒磺醯尿素劑（SU劑；sulfonylurea agents）：糖尿病的治療藥物之一。藥效是刺激胰臟β細胞，迫使它分泌胰島素，是一種相當野蠻的藥物。總有一天，胰臟β細胞會麻痺，不再分泌任何胰島素。

有些醫生不對慢性病患提出飲食等生活習慣的建議，反而立刻要求病患開始服藥，這種做法大錯特錯。此外，醫生沒有限定藥物的服用期限，不斷開處方給病患，也有違常理。**藥物基本上是不好的，換個說法就是有毒物質，應該要避免持續開藥給病患服用**。如果非開藥不可，也得限制病患服藥的期限。

基本上，想讓慢性病患康復，最重要的是改變個人的想法，修正飲食等生活習慣，也是醫生應該優先採用的治療方法。倘若這麼做還無法改善病情，才考慮採用侵入性治療（服藥、動手術、放射線治療等西醫的治療方式），但治療期限要控制在最短時間之內，這才是最正確的。

是否應該採用侵入性治療，以及治療時的最低用藥量是多少，都要仰賴醫生的專業判斷。或者應該說，是否要求病患取消現在的用藥，正是醫生展現專業能力的時刻。但事實上，只是無止盡的開處方箋給高血壓或糖尿病患的醫生，何其多啊！

在現在的診療報酬制度下，無論是專業的判斷或指導病患生活習慣，都無法讓醫生增加收入。努力少讓病患吃下毒藥、指導病患提高自癒力的醫生，是無法獲得應有報酬的，反倒是只會餵病患吃毒藥的醫生荷包滿滿。更不可思議的是，給病患越多有毒性的藥物，醫生就能賺越多錢。這樣的制度，不是非常奇怪嗎？

吃藥是最後的選擇

藥物具有治療疾病的效果，但有時也會破壞身體健康。

吃藥真的有效嗎？我想再花點篇幅討論這個問題。日本使用的藥物據說有一萬五千種。當然，正確的數字從來沒有人統計過，也不可能有人對這麼多的藥物瞭若指掌。無庸置疑的是，日本是世界上使用藥物最多的國家，外國人對日本人這麼愛吃藥，總是投以異樣目光。

然而，在為數眾多的藥物中，沒有任何藥物能夠提高自癒力。換言之，**藥物基本上對人體的復原能力只會造成阻礙，且每種藥物都有副作用**。在這樣的前提下，過度使用藥物會造成什麼樣的情況，不言而喻。以藥物來治病，是基於「以毒攻毒」的想法，實際上如果沒有很大的好處，就不該隨便用藥。

我認為**使用藥物應該是在別無選擇的情況下採取的最後手段**。至於什麼時候才該使用藥物？一是當症狀已經嚴重到病患無法忍受，且用藥的優點遠大過風險時；另外則是如果不用藥，病患就有喪命的可能。

我想起自己還在當實習醫生時的往事，那已經是很久以前的事情了。當時我和幾位實習醫生，下班後常一起去喝酒。那天，我跟同事喝得很盡性，開心的道別後各自回家。

隔天我照常到醫院上班，赫然看到昨晚和我一起喝酒的同事T，竟然躺在醫院的病床上。當時我們幾個人都嚇壞了，還被值班的醫生找去問話。

原來昨天晚上T在回家路上，突然身體不適、失去意識，昏倒在平交道中央（還好末班電車早就開走了）。恰巧被路過的人發現，打一一九報警，幸運的被送到我們工作的醫院來，緊急注射類固醇後並無大礙。後來我們才知道，原來T是過敏體質，可能是昨晚的食材中有引發T過敏的蕎麥粉，所以才會這樣。

如今T可是堂堂大醫院的副院長兼腦外科主任，在醫界相當活躍。他之所以能幸運撿回一命，除了一一九在最短時間內將他送醫急救外，如果當時少了類固醇，T恐怕也不會有今日的成就與地位。雖然這已經是陳年往事，但對於當時還是實習醫生的我而言，卻像是上了一堂震撼課，就像昨天才發生一樣歷歷在目。

順道為大家解釋類固醇這項藥物，它是所有抗發炎藥物裡，抗炎效果㉓最好的一種。比方上述食物過敏、藥物過敏以及氣喘等重症發作時，使用類固醇能迅速解除病患的危機。但正因為效果十分顯著，使用時也要格外小心，要是使用過度，會造成身體免疫力明顯下降。

也有些人視類固醇或抗癌藥物為眼中釘，我認為這種態度是不智的。大家應該都要有這樣的觀念：藥物本來就是毒藥，所以「善用」藥物才是睿智的。就如同剪刀很危險，用的時候要格外小心一樣。

在短時間內，使用有效的藥物，我認為沒有問題。**有問題的是毫無意義的短**

㉓抗炎效果：所謂的發炎，日語的解釋是「末梢血液循環障礙」。因血流突然不正常所引起的，是一種非常危急的情況。發生原因有很多，如果是吃了引發過敏的食物，全身毛細血管的空隙會在瞬間產生這種情況，無法保持正常的血壓。在短時間內消除這些異常血管的透過性，這種作用就是所謂的抗炎效果，而類固醇就具有這種神奇效果。

期用藥，或長期用藥不知停止，而損害了體內的自癒力。

如果有位醫生跟你的家人說：

「這種病不可能根治，你得一輩子吃這種藥。」

你應該親切的告訴家人：

「不要再去看這位醫生了。」

說不定，你這句話會救家人一命。

在身體還未出現無法忍耐的痛苦或致命的危險前，要病患吃下可能會損害自癒力的藥物，到底有何意義？唯一的意義，就是提高製藥公司的營業額。

加拿大多倫多大學的學者，在《美國醫學雜誌》（一九九八年十月）發表的某項數據，讓許多醫生感到震驚。那就是一九九四年，全美醫生所開的處方箋高達三十億張，其中**因為服藥引發副作用，住院的人數高達兩百萬人，當中有十萬人因副作用死亡**。另外，因為副作用而產生的醫療費用約有四・八億日圓（按：約新臺幣一億零五百六十萬元）。因副作用導致死亡者高達十萬人之多。**這個數字僅次於心臟病、癌症、腦中風等疾病，名列美國死因第四名。**

三十億張處方箋，造成十萬人死亡，機率比中樂透高約三百倍。就樂透目前的中獎機率，已經讓民眾抱著很大的期待購買，希望一舉翻身成為有錢人。如果中獎率提高三百倍，中獎好像就變成輕而易舉的事了。

吃藥的目的不是提高人體的自癒力，只是不得不採取的對症治療。然而，很多病患吃了根本不必吃的藥，最後還因此賠上一條命，你不覺得這很諷刺嗎？這就是藥物的真相。

開藥與健檢是迷人的誘餌

有一件事希望大家銘記在心：以藥物控制身體，這種想法其實非常傲慢。十萬條寶貴生命，就是葬送在這些愚蠢醫生的手中。

藥物和健檢是最容易讓病患上鉤的手法，為的是讓病患頻繁的前往醫院或診所——這次是為了拿藥、下次是為了健檢、再下一次是為了看檢查報告。病患總是在不知不覺中，又預約了下次前往醫院的時間，可惜能夠看穿醫院這項伎倆的病患少之又少。

最近有些醫生開始寫部落格或舉辦講習會爭取病患，因為要是一個不注意，手中的病患可能就被附近的醫院或診所給搶走了。如果沒有以處方箋或定期健檢為誘餌，我想一般民眾不會如此勤於上醫院。以健檢來拉攏顧客是最有效的方法，為了健檢和聽取健檢報告，民眾至少就要上醫院兩次；只要醫生再視健檢的結果，搭配高明的話術，就有可能讓民眾成為醫院的忠實顧客。

比方說CT㉔或MRI㉕，在某些疾病上，是非常有效的健檢方法，得使用昂貴的機器來健檢。但醫院既然已經砸大錢購買昂貴的機器，當然得靠它好好賺錢。為了支付機器費用，一天得用個好幾次才行。

真有需要才健檢，是再簡單不過的道理，但這樣一來，醫院或診所可能就無法在激烈的競爭中生存。因為醫生說「總之先檢查看看」、「為了安全起見檢查看看」、「到時間該檢查了」之類的話而同意健檢的病患，一定不在少數。順帶一提，日本的CT與MRI跟藥物一樣，無論是機器數量或健檢件數，都是全球第一，而且遠遠超出標準範圍。看過第一四六頁的圖表後，不知道大家有何感想？粗略估算一下，全球的CT和MRI有三分之一被日本買下來。日本有這麼多

CT和MRI，想必耗費的醫療費用和輻射量也相當驚人。

如果這還不叫異常，我也找不到其他詞彙可以形容了。舉例來說，有很多六十歲以上的民眾，因為CT或MRI檢查，而發現非常輕微的腦中風。而且只要提高儀器的解析度，發現率就會越高。

如此輕微的腦中風，其實並無大礙，也不必用藥物治療，就算治療了也沒有效。但是會這樣告訴病患的醫生並不多，多數的醫生會說：「如果變成梗塞就不好了，為了安全起見，還是吃點清血路的藥吧。」故意引起病患的擔心，讓醫療院所的「好病患」名單再添上一人，還讓病患開始吃起明明可以不用吃的藥。

㉔ CT（computed tomography的簡寫）：中文譯為電腦斷層掃描。將身體每個層面，以精確的構造影像顯現於電腦上。通常會將患者置於機器的臺子上，然後以這個臺子為中心，從三百六十度的方向照射X光線，再將X光射線所獲得的資料以電腦來解析，得到人體軸線剖面的影像。

㉕ MRI（magnetic resonance imaging的簡寫）：中文譯為核磁共振或磁振造影。這種機器很像CT，只是將放射線改為電磁波，藉此得到人體軸面的影像。

●各國CT和MRI的設備率（人口以百萬人計算）

CT（斷層掃描）（臺）

日本	92.6
美國	32.2
韓國	32.2
瑞士	18.2
德國	15.4
芬蘭	14.7
臺灣	14.0
法國	9.8
英國	7.5

MRI（核磁共振）（臺）

日本	40.1
美國	26.6
芬蘭	14.7
瑞士	14.4
韓國	12.1
德國	7.1
臺灣	5.5
法國	5.4
英國	4.7

參考資料：OECD Health Data 2007

＊ CT的數量，日本是2002年、美國是2004年，其他以外的國家皆為2005年的資料。

＊ MRI的數量，除了美國是2004年之外，其他國家皆為2005年的資料。

在一九八〇年代初期到一九九九年的十幾年之間，有一種叫做「腦循環代謝改善藥」的假藥非常流行。這種藥標榜能改善腦梗塞、預防及治療癡呆，但其實一點效果也沒有。後來這些藥大都被厚生勞動省取消核可，四十種藥品當中有三十四種（超過八成）的藥效都被取消認定。

據說在那段期間，這種「腦循環代謝改善藥」狂賣了兩兆日圓（按：約新臺幣四千四百億元）以上。砸下大筆金錢、在過去十幾年信以為真、傻傻吃藥的消費者，頓時都成了被詐騙的受害人。當然，也有人因為吃藥引發副作用而喪命。儘管如此，厚生勞動省卻沒有為此事負起責任。日本人實在是很好欺負。

在我從事醫療諮詢的這段期間，也有人問過我：

「身體沒有任何症狀，卻一直服用相同的藥物、經常接受CT等檢查，這樣真的沒問題嗎？」

以往大多數人對醫生提出的要求，都是全盤接受，現在總算有人產生疑問，我想這種「聰明」，是改變這種扭曲現象的唯一方法。

越依賴醫生，病越難醫好

如果只是在短時間內服用藥物的話，其實不必太擔心；但要是連續服用好幾個月、甚至好幾年，的確有傷自癒力，也會對所服用的藥物產生依賴。

如果是乖乖聽話的患者，事情會更嚴重，因為依賴醫生會降低自癒力。我前面已經說過，**疾病不是醫生治好的，而是自己好的**，醫生不過是給病患一個治癒的環境，太依賴醫生的話，會讓身體失去治癒的原動力。

當然，在某些時候還是要借助醫生的建議或幫助，服用藥物也是如此。但是生病時，醫生或藥物並非絕對，只要提高自癒力，就能靠自己的力量戰勝病魔。如果對醫生或藥物的依賴超越了自主能力，病會越來越難醫好。

生病是因為你忍耐討厭的事

如果可以，從年輕時就要過著提高自癒力的生活，把長命百歲當作人生的第一目標。我接下來的話，可能跟前一句話有點矛盾——其實我認為年輕的時候，不必考慮如何提高自癒力，因為提高自癒力的生活方式，絕非一種充滿刺激的生活方式。人應該趁年輕，盡情挑戰只有當下才能辦到的事。

但是年過四十，健康情況就會出現變化。無論男女，體內環境都跟年輕時大不相同，自癒力快速降低，所以過了四十歲就該思考，怎樣的生活方式才能提高自癒力。因為生病與否，可是大大左右了一個人的健康壽命。

我會在後面的篇幅，為大家介紹提高自癒力的具體方法。不過，這些方法基本上都是大家早就知道的，或許很多人在其他地方看過類似的方法，所以算不上什麼新鮮事，但一定要身體力行，這些方法才有效果。

老實說，光是照我講的去做，效果其實也很有限。只要聽到任何有益身體健康的事，就會勇於嘗試的人，被稱為養生一族。然而出乎意外的是，**很多因為慢性疾病來找我諮詢的人，也都是養生一族**。

想要提高自癒力，要注意到**最能左右成效的一點，就是每個人所能負荷的壓力程度**。換個說法，你是否都過著快樂又舒適的生活，想做的事都能隨心所欲去做？每天都很快樂？還是你有很多看不順眼的事？生活中要忍耐的事情太多？擔心的事很多？老是感到身體疲憊？每個人負荷壓力的程度，其實連自己都很難察覺到，特別是責任感太強的人、很會忍耐的人、想太多的人、太在意周圍眼光的人，都很容易輕忽自己承擔的壓力。

另外，大家對壓力的負荷也有很大的誤解，認為「可以忍受的壓力都不算太嚴重」。事實上正好相反，察覺得到的壓力，對身心的影響程度其實很小。為什麼會這樣？因為在無法忍耐的情況下，當事人一定會換個方向轉換心情，所以壓力不會持續太久。**最可怕的是強迫自己去忍受壓力，久而久之，習慣了這些討人厭的壓力後，讓身體最重要的壓力檢測感覺，也就是「討厭」的感覺跟著麻痺。**如此一來，身體就漸漸不會有壓力太大的感覺，也不會想辦法迴避壓力，讓身心承受的傷害，在不知不覺中逐漸擴大。

因此，讓身體真正接受「討厭」的感覺非常重要。無論是工作或人際關係，甚至我們的生活方式，都不要過度忍耐，要不時捫心自問，坦然接受自問自答的結果，盡可能降低討厭的感受，這對提高自癒力來說，是非常有效的方法。

年過四十要活得「任性」一點

我每天都要面對癌症病患，詳細詢問關於病患的一切。很多人到這時候才想起，過去有一段時間，勉強自己忍受「討厭」或「非常辛苦」的事。當中有很多人說，或許在他們心裡認為討厭的感覺是可恥的，而將這種感覺塵封在內心深處。因此，能真實感受討厭的感覺，同時改變想法和心情、減輕壓力的病患，治癒率都會明顯提升。

對討厭的事說「不」的確需要勇氣，尤其是責任感太強的人，很容易覺得不好意思，認為這不是成熟的大人應該有的作為，但這種想法會造成自癒力下降。很多癌症病患或癌症生還者告訴我，「做想做的事」、「盡可能讓自己不去做討厭的事」、「不要太過忍耐」，都是提高自癒力最強而有效的方法。

在癌症病患的相關資料裡，「好人」並不長命。我仔細詢問病患後發現，在很多病例中，**壓力是導致癌症發生的最大原因**。這些人在生活中恐怕都比較被動，想法也比較消極，因此對身體造成相當大的影響。

不太會說「不」的人，對周遭的人來說當然是件好事，因為表示配合度很高。不願意表達自己的意見，就不會與周圍發生衝突，表面上看起來似乎很棒，但事實上這些人背負的壓力很大，對身心的負擔遠超過自己的想像。

基本上，每個人的意見本來就不會與他人總是一致，經常壓抑自己的想法，就容易轉為慢性壓力。無法有自己的主見，最後只能被他人左右，很容易步上由他人決定的人生道路。

當然，過度的自我主張，會導致與他人的衝突不斷發生，並非良策。但持續扮演好人的角色，只會讓各種壓力累積到自己身上，嚴重危害身心健康，當然會導致自癒力下降。

對年輕人而言，有一點壓力是人生的辛香料，但這種說法不適用於四十歲以上的人。對年過四十的人來說，盡可能妥善處理生活中的壓力才是聰明的。當身體到了開始走下坡的年紀，委屈、忍耐、堅持、努力和競爭，都會對身體產生不良作用；人情、守約、責任感和義務也會造成自癒力下降。

隨著年紀增長，或許可以把自己想成是施壓的那一方，可以任性的以自我為中心生活。能這樣想的癌症患者，的確活得比較久；**臣服於主治醫生的壓力，照單全收的癌症病患，結果都不太好**。

在珍惜「討厭」這種感覺的同時，也要認真看待「想要」的心情。

非常重視「必須」這種想法的人，罹患癌症的比率高得嚇人，因為他們總是被強烈的使命感所驅使。「一定要這樣！」、「非得這樣才行！」、「應該要這樣！」等，這些句子老是出現在病患的談話中。將「必須」的想法改變為「想要」，就能提高自癒力，這是癌症的治癒過程中必須的步驟。

實際上，將「必須」的想法轉變為「想要」，通常在癌症癒後會有更明顯的改善。就算遇到討厭的事情，也因為強烈的責任感和使命感而忍耐，這種個性會產生慢性壓力，也是很容易理解的。

盡可能避免去做討厭的事，將想做的事放在第一優先，讓自己習慣這樣的思維，同時也能獲得別人的認同，這是提高自癒力非常重要的一點。這麼一來，來自他人的壓力就會減少，有助於提升自己的自癒力。

這是我個人的印象，在癌症病患中，尤其是惡性淋巴腫瘤、乳癌和肺癌的病患，有很多患者都是為他人（家人、公司、社會）而活。他們的責任感比一般人高出一倍以上，很能忍耐、完美主義，這些都是他們共同的特徵。或許他們堅信為別人而活，才是正確的生存方式，不難想像這樣的生活方式，會變成慢性壓力的來源。幾乎所有案例的背後，都有符合這些條件的故事。

「勉強及格」的態度對身體有益

想要提高自癒力，另一個需要珍惜的感覺，就是「勉強及格」。這一點也是癌症病患和癌症存活者教我的。的確，我後面介紹的十四種提高自癒力的方法，無論哪一種，對提高自癒力都有很顯著的效果。完全無視這十四種方法的癌症病患，通常術後結果都很悲慘；但若要說認真執行這些項目的癌症患者，術後情況都很好也不盡然。

在我創立這間醫療諮詢中心初期，我們建議許多病患從改善生活習慣著手，也包括飲食習慣在內。這樣的建議對某些病患來說的確有效，他們的淋巴球數逐漸上升，腫瘤明顯縮小，術後的改善情況非常良好。但我們同時也發現，超過半數的人沒有顯著的改善。

對很多病患來說，**改變生活習慣的要求過於嚴苛，反而成為一種壓力**。此後我們放低了標準，建議病患每個項目只要做到六、七成即可。如此一來，我們看到幾乎所有病患都有明顯改善。

嚴格要求，對某些人來說的確奏效，可惜對大多數人而言卻是徒勞無功。在我們體認到這一點後，也調整了輔導癌症病患的方式，建議他們只要訂定自己能力所及的標準，依照這樣的標準執行即可。

罹患癌症的人，通常對任何事都抱持認真負責的態度，是完美主義者，做事一定貫徹始終，否則絕不罷手，不知道勉強及格為何物。這種態度固然令人尊敬，卻也容易罹患癌症而很難治癒。

年過四十，千萬不要再像年輕的時候一樣，忍耐自己討厭做的事。對任何事都要抱著勉強及格的心態，別要求太嚴格或過分追求完美，不要太注重人情義理，也別再繼續當爛好人。不要在乎周圍的人如何看你，反而要凡事以自我為優先，盡可能去做自己喜歡的事。

在身體力行以下提出的建議項目之前，心中要時時刻刻記住，別再做自己討厭的事，放手去做自己想做的事，對任何事採取勉強及格的態度。如此一來，壓力就會減輕，自癒力自然也會提高。

我花了好大的篇幅，告訴大家要重視「討厭」、「想要」、「勉強及格」這三種感覺。在我接觸的個案裡，包括癌症病患在內的慢性病患，將上述這三種感覺應用在生活上的人，治療效果明顯好很多。

提高自癒力，十四種習慣一半就夠

接下來，我將為各位一一解說，提高自癒力的方法到底有哪些。請容許我再囉唆一次，在實踐這些方法前，要先學會重視上述三種感覺，才能期待效果。不必徹底執行所有項目，只要勉強及格，做到六、七成就可以了。

以下十四種方法，全都是以癌症病患（自癒力處於十分惡劣的狀態下）為對象，透過醫療諮詢後得到的資料為基礎，所整理出最能左右癒後結果的基本方法。這些都是我們認為提高自癒力的必要項目，實際上也的確有助於增加淋巴球數、提高生活品質，以及提升存活率。

這十四個項目是我們給癌症病患的建議。其實不只癌症病患，也適用於慢性疾病患者，只要是想提高自癒力的人，都有幫助。而且只需要一點點努力和用心，任何人都可以身體力行，將這些方法運用於日常生活中。

1. 別再把上身向前傾了

很多人平日無論或坐或站，多少都會低頭往下看，同時將上身向前傾。你是不是也是這樣？平日很少有機會抬起頭來看看藍天，習慣低著頭。

無論是上身向前傾或低頭往下看，只看眼前的姿勢，是很多現代人的特徵之一，這種姿勢會讓交感神經活躍，呼吸變急促，全身的血液循環隨之下降，讓自癒力變差。

成天坐著工作的人，除了睡眠以外的時間，幾乎都會不由自主的維持上身往前傾的姿勢。因此，要隨時注意自己的姿勢，保持抬頭挺胸，讓上身的重心往後，提高視線、偶爾抬頭看天空，修正自己的不良姿勢。

2. 偶爾緩慢的深呼吸

新鮮的空氣是維持身體健康不可或缺的，偶爾要適度的運用深呼吸（腹式呼吸）來換氣。最好養成一日三十次、慢慢腹式呼吸的習慣。

深呼吸對於調整自律神經的平衡，有非常大的功效，對心情也會有正面的幫助。慢慢的大口深呼吸，會讓心情平靜、身體放鬆。相反的，淺而小口的呼吸反倒會讓情緒興奮，身體也亢奮起來。

深呼吸的做法很簡單，無論坐著或站著都可以。把背打直，嘴巴輕輕張開，慢慢的吐一口長氣，這口氣越長越好。現在很多人都是用鼻子吸氣，這個時候盡可能讓肚子鼓起來。全身的血液和氣的循環都會變好，也能改善自律神經的平衡。務必以每天三十次以上為目標，好好的深呼吸。

3. 堅持食材

改善飲食是提高自癒力最快、也是最容易的方法。以日式料理為主的飲食對身體非常有益。具體而言，就是盡量降低脂肪和鹽分的攝取量，少吃加工食品，多吃蔬菜、水果、穀物、海藻類、菇菌類以及發酵食品。

至於食材的選擇，以當季及在地為佳。身體得靠食物提供能量來維持正常運作，因此如何調理食物、吃下什麼食物，就顯得非常重要。調理食物時，也要盡量控制白砂糖、飽和脂肪以及鹽分的用量，此外還要減少食用加工食品和外食次數。有不少人盡量不碰動物性蛋白質，但根據病患的檢查結果，以及癒後的情況看來，我認為還是要積極攝取魚類等食物才對。

不過，人不光是為了生存才吃東西，食物選擇最重均衡。**就算努力養生，一旦太過勉強就會形成一種壓力，反而讓自癒力下降**。因此，**無論多養生的食物，吃起來好吃才是最基本的**。這一點只要去調查癌症病患的飲食生活，就可略知一二。嚴格實行食療的病患，癒後的情況未必非常良好，如果不是好吃、讓人想吃的食物，就不能稱得上是真正的食物。

還有，大吃大喝非常不好。過多的卡路里會增加活性氧的產生，一旦體內有過多的活性氧，自癒力就會明顯下降。卡路里多但營養較少的食物，只會造成身體營養不足，最好少吃為妙。順道告訴大家，酒精類飲料、餅乾糖果、速食等加工食品，就是營養少、卡路里多最典型的食物。

還有，無論對身體多好的食物，若老是重複吃，反倒會對身體產生不良影響。所有食物都不是百分之一百的好，必然有優點和缺點。因此最好還是攝取多種食物，讓這些食物的缺點彼此抵消，不偏食是最重要的。

4. 不可輕忽便祕

便祕是檢測腸內環境的重要指標。便祕一點也不可恥，該擔心的是造成便祕的飲食習慣。習慣性便祕的人，就是消化、吸收、排泄這一連串過程出現問題。另外，壓力也是造成慣性便祕的一項原因，千萬不可掉以輕心。

其實我們可以用體重簡單檢測一下。營養和卡路里不均衡的飲食，只要持續一段時間，體重就會莫名的增加。雖然體重只是略微增加，沒什麼大不了，很多人也都不在意，但真正的問題卻在於飲食不正常，要趁著情況還不嚴重的時候盡快修正。

● BMI值（身體質量指數）與死亡率的關係

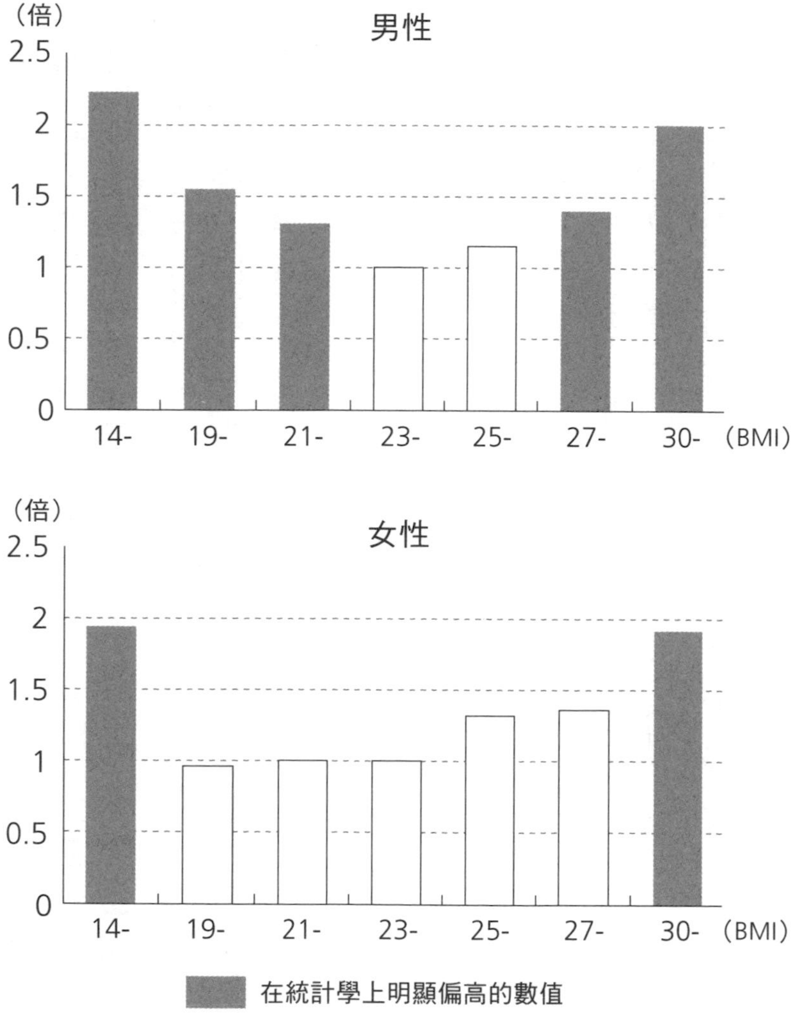

資料來源：日本厚生省（按：現為厚生勞動省）研究團隊的各項人口統計研究。

測量體重是最有效的方法，不過，也不用太在意BMI值㉖或標準體重的數字。根據統計，稍微超出標準的人反而比較長壽（參考一六一頁圖表）。

以男性而言，身高一七〇公分，體重六十七至七十五公斤；女性身高一六〇公分，體重五十至六十一公斤，是最長壽的體重，雖然從數字看來感覺似乎略胖。另外，測量體重的同時，也請測量你的體脂肪。因為從體脂肪數字，就可看出營養和卡路里的攝取是否均衡。

5. 善用基礎營養補充食品

即使懂得留意自己飲食中所攝取的營養，但現在很多食材都是高卡路里、低營養成分，要攝取充足的營養，恐怕一不小心就攝取了過量的卡路里。這時，將新鮮的蔬菜打成汁是個不錯的方法，但是這種方式不但浪費時間，也很花錢。如果考慮到經濟效益，**選擇天然的營養補充食品是最有效的方式**。

尤其只要年過四十，體內的抗酸化能力和腸道免疫力都會明顯下降，最好攝取綜合維他命、礦物質、必須脂肪酸（Omega-3）、益生菌（如乳酸菌）等營養補充食品。

大家知道嗎？其實營養補充食品（機能性食品）分成兩大類。如果把這兩種混在一起的話，解釋起來可能有點複雜，所以我大致說明一下。營養補充食品可分成基礎補充（basic supplement）和積極補充（active supplement）兩種。

基礎營養補充食品是原本就存在我們體內，或平日可以從食材中攝取到的營養成分。具體而言，可分成維他命、礦物質、纖維質、植物因子㉗、益生菌等幾

㉖ BMI（body mass index）：身體質量指數。公式為：BMI＝體重（kg）÷身高（m^2），這是身體肥胖程度的指標，在國際間非常有名的計算方式。指數二十五以上屬於肥胖傾向，三十以上則是肥胖。

㉗ 植物因子（phytochemicals）：又稱植物營養素，來自於植物，是一種對身體相當有益的化合物，能提高免疫系統的機能，對抗細菌或病毒，抑制發炎，對癌症或循環器官疾病的患者，也有良好的治療和抑制效果。最近，食材趨於精緻化，加工食品也不少，幾乎大多數人的體內都缺乏植物因子。這也是以癌症為首的慢性疾病成因之一，讓人感到憂心。很多植物因子都是水果或蔬菜裡的色素，是一種抗酸化物質。比方說葉黃素是玉米的黃色、茄紅素是番茄的紅色、胡蘿蔔素是紅蘿蔔的橘色、花青素是藍莓的青色。

種。這些都是人體維持機能正常運作必要的營養素。換個說法，為了保持體內平衡，維持最佳的健康狀態[28]，上述營養素缺一不可。

另一方面，積極營養補充食品，是讓身體維持在最佳的健康狀態，預防疾病，甚至治療「未病」。市面上販售的營養補充食品，大都是積極營養補充食品，因此如何選擇好的產品就顯得格外重要。同時，也別忘了攝取基礎營養補充食品。在美國這個營養補充食品的大國，民眾對營養補充食品都有基礎常識，認為這兩種都要均衡攝取。

這些營養補充食品以純天然的最好，因為這些植物因子或維他命裡面含有微量元素（大都是指植物因子），得先讓這些營養補充食品在體內被吸收之後，才能發揮應有的功效。

如果少了微量元素，營養補充食品就跟破壞身體功能的藥物沒有兩樣，百害而無一益。便利商店或電視購物裡販售的營養補充食品，大都屬於「百害」，幾乎沒有任何效用，少吃為妙。另外，健康飲料和健康零嘴也是差不多的東西，雖然還不到「百害」的程度，但確實「無一益」，不建議大家食用。

如果以價格而言，一個月營養補充食品的花費，建議不要超過一千日圓（約新臺幣兩百多元）比較好。還有一點要提醒大家，營養補充食品光吃單一項目，效果不太顯著，最好是吃含有各種營養成分的綜合維他命、礦物質。

食物下肚後，就算消化和吸收的過程都相當良好，但重要的營養素能否到達各組織？若無法迅速回收老廢物質，仍是毫無意義。

另外，從體外攝取的物質和其他物質合成、產生能量，這樣的反應稱為代謝。在這樣的過程中，防止身體酸化的抗酸化物質，是否能運送至身體的各組織，並與體內的活性氧（自由基）產生中和作用，也很重要。在代謝過程中損壞的機能，或是在排除異物時受損的免疫機能，必須每天修復。因此，我們必須保持良好的血液循環。

㉘最佳健康狀態（optimum heath）：這是健康意識超強的美國，非常流行的健康觀念。所謂最佳健康狀態，追求的不只是維持生命現象，而是讓身體維持在最佳的狀態。

6. 有空就按摩手指

自律神經是與意識無關的神經，按摩手指能幫助調整自律神經的平衡和律動，具有控制循環、消化、代謝、調節體溫和生殖等身體機能的作用。因此，活化自律神經，也是必須注意的一環。

在自律神經中，緊張所導致的壓力，會讓交感神經過於活躍；在夜間或放鬆的時候，則是副交感神經會較活躍。這兩者適時的交替，才能讓身體機能保持在最佳狀態，因此神經的律動或平衡是否正常，對身體健康來說非常重要。

手指按摩的做法很簡單，以一隻手的拇指和食指，稍微用力的按壓每根手指頭（最好腳趾也要）指甲生長的地方。按壓的力道最好是能感到有點疼痛，時間約十秒，每天最好按個十次左右。

7. 順便刺激穴道

我們全身有三百六十多個穴道，在這麼多的穴道中，頭部的百會穴是中心穴道。據說適度刺激百會穴和四周的四神聰[29]，對自律神經的平衡會有幫助，也有助於提高身體的「氣」，因此突然流行起來。實際上，刺激穴道還會分泌出和嗎啡同樣具有止痛、鎮靜效果的賀爾蒙腦內啡，讓副交感神經活躍，增加淋巴球數，提高自癒力。

運動員一旦長時間跑馬拉松或運動，心情就會愉悅起來，也就是產生所謂的跑者愉悅感（runner's high），據說就是腦內啡分泌時產生的感覺。在進行性行為時，人體所分泌的β腦內啡，也是腦內啡的一種。

8. 養成洗冷熱水澡的習慣

用溫熱的水泡澡，搭配較涼的水淋浴，重複三到四次，是最好的洗澡方式。洗冷水澡時，如果可以泡在浴缸裡是最好的，但以淋浴的方式也沒關係。先從自

㉙百會穴、四神聰：皆為頭部穴道（經穴）。刺激這兩個穴道，也有助於自律神經恢復平衡，而備受矚目。百會穴在頭頂，四神聰在百會穴的前後左右，距離約一個拇指寬度的地方。

己能適應的水溫開始，習慣之後再慢慢降低溫度。

從熱水澡開始，以冷水澡結束，這樣的洗澡方式，不但可以讓自律神經恢復平衡，也會有效改善全身的血液循環，淋巴球數量也會增加。

四十七歲的Q先生是一位大學職員，每次見到他總在打噴嚏、鼻水流個不停，感覺一年四季都在感冒，身體狀況似乎很糟。我建議Q先生以上述方式洗澡，結果成效很好。改變了洗澡習慣後，他再也沒有發燒，連便祕的宿疾也不見了，身體變得非常健康。

9. 促進血液循環的「小腿肚按摩」

我們的小腿肚總是積存著大量血液，如何將積存的血液送回心臟，就要靠按摩小腿肚。全身的血液量約五千至六千CC，但心臟的容量只有五十至六十CC。因此，就算對心臟加壓，也無助於改善全身的血流。要改善身體的血流，要將積存於全身的血液，一口氣送回心臟才有效。

方法其實很簡單，一天只要花十到二十分鐘，從阿基里斯腱附近開始，朝膝蓋方向慢慢按摩。在剛洗完澡，小腿的肌肉放鬆時按摩最有效。

10. 易筋功很簡單！

易筋功是以小周天氣功的理念為中心，綜合少林武功和太極拳，是一種任何人都可以鍛鍊身體的簡單手法。據說對「顯著提高自癒力」（鍛鍊身體機能）、「早日從癌症治療中恢復」（提高免疫力）、「改善肩膀痠痛、頭痛、腰痛膝痛、視力衰退、耳鳴」等很有效。易筋功同時也是能在短時間內，改善全身血液循環的有效方法。

三十八歲的醫生R先生，一直為頭痛和肩膀痠痛所苦。甚至因為這樣而無法持續看診，他求助於許多醫療機構，始終成效不彰。後來他抱著死馬當活馬醫的心態，開始練起易筋功。練了兩個星期，每天從不間斷，惱人的頭痛和肩膀痠痛竟然消失了，就連幫R先生看診的醫生都相當驚訝。

易筋功

★ 站著、坐著都可以。
★ 一天一次（最好是在就寢前）。

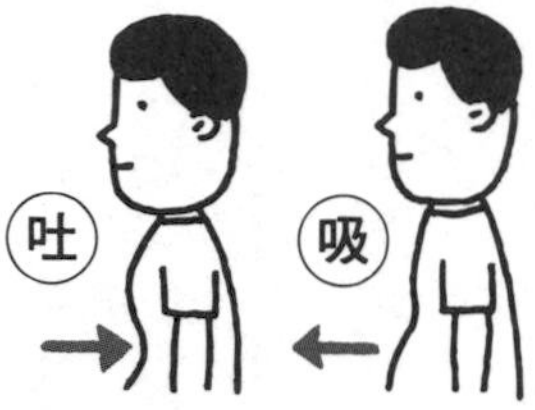

1 慢慢的深呼吸（腹式呼吸），在吐氣的時候要尤其用力。

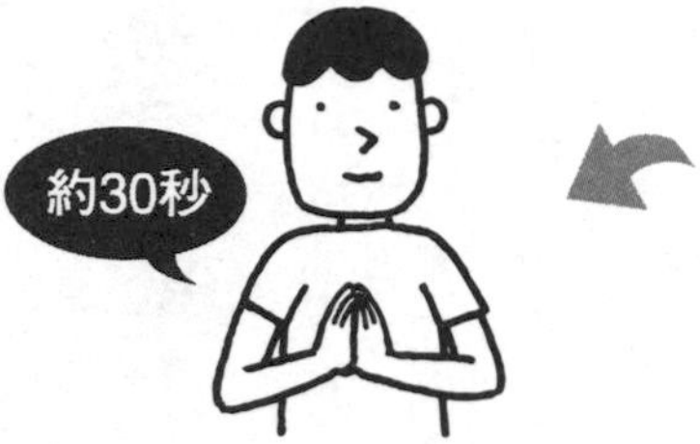

2 將雙手在胸前合十，兩掌相互摩擦直到掌心溫熱為止。

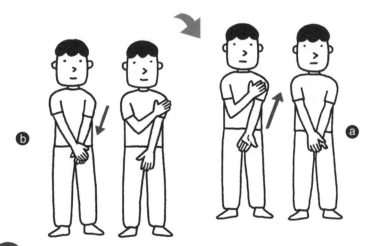

3 兩掌交疊（右上左下）

ⓐ 將右掌沿著左手腕的內側，從指尖到肩膀、肩胛骨的位置慢慢滑上去。

ⓑ 左手腕轉180度，左手掌朝下（＝手背朝上），右手掌沿著左手腕外側，慢慢的回到指尖。

4 重複 ⓐ ⓑ 兩個動作，左右手輪流。

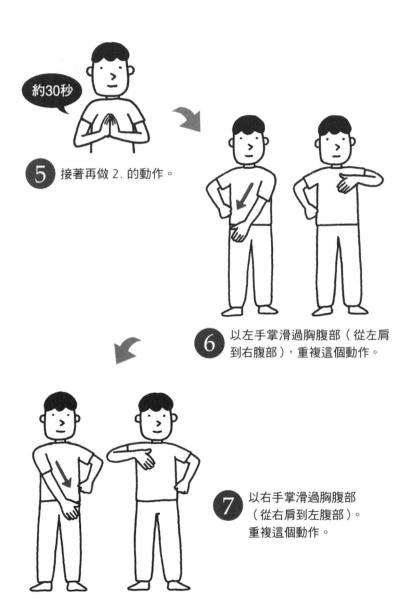

5 接著再做 2. 的動作。

6 以左手掌滑過胸腹部（從左肩到右腹部），重複這個動作。

7 以右手掌滑過胸腹部（從右肩到左腹部）。重複這個動作。

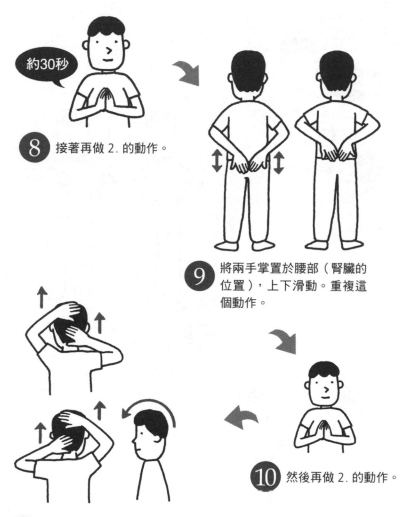

8 接著再做 2. 的動作。

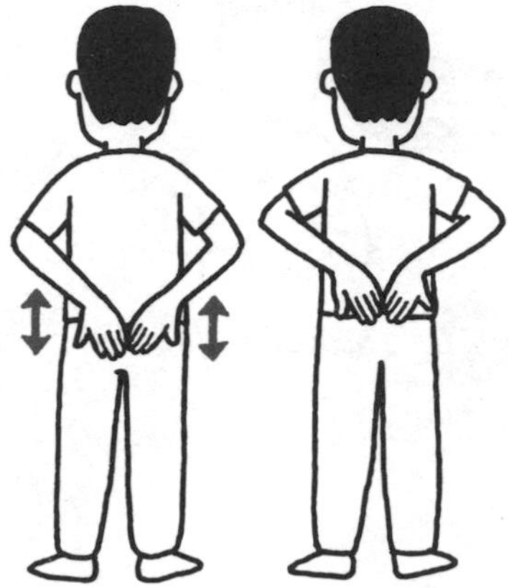

9 將兩手掌置於腰部（腎臟的位置），上下滑動。重複這個動作。

10 然後再做 2. 的動作。

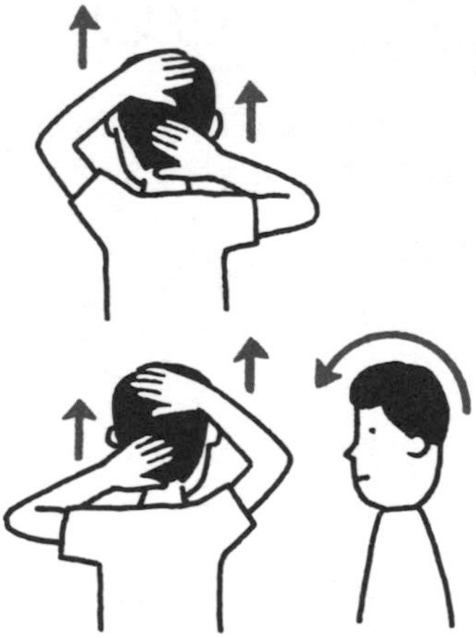

11 將手掌置於脖子後方，從下往上滑（脖子後方→頭頂→額頭）重複這個動作。

12 慢慢的深呼吸（腹式呼吸）。

可以適度的追加以下動作。

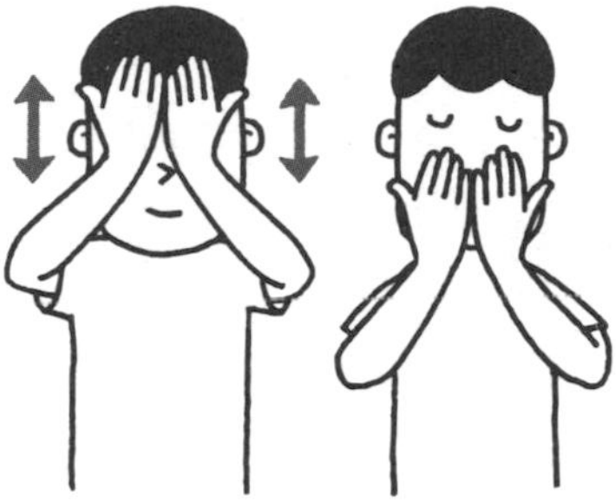

●以雙掌在臉上滑動（將雙掌從額頭往下顎的方向）。

→這個動作對頭痛和眼睛疲勞或視力模糊格外有效。

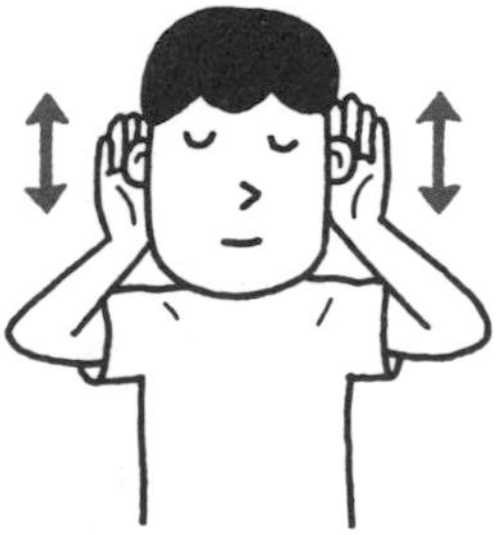

●以雙掌在耳後滑動。

→這個動作對於耳鳴、重聽和頭暈格外有效。

重點

●雙掌在滑動時要出力。

●當動作由下往上時，背部要出力。

●當動作由上往下時，腹部要出力。

●滑動的時間稍微縮短也無所謂，但最少要持續30秒。

11. 每天至少走六千步

吃和動是人最基本的生理活動。如果不適度活動身體，自癒力會明顯下降。人每天要走六千步，大約花一個小時左右的時間走路是必要的。俗話說：「人會走路就死不了。」的確是一句至理名言。

但我不建議做激烈運動。雖然沒有正式的報告，但運動員的壽命並不如想像中的長。尤其超過四十歲之後從事激烈運動，據說體內產生的活性氧會對人體造成不良影響；另外，非得分出勝負的運動，最好也盡量避免。可以一個人悠悠哉哉從事的運動是最恰當的，比方說步行（健走）、游泳，或輕微的有氧運動等，最好能持之以恆。最近很流行的伸展運動，據說能強化肺部氣體通道的結合組織，因此備受注目。

三十四歲的S先生是釀酒廠的第二代，脾氣很好。他是個美食家，身高一百七十公分，體重卻有九十公斤重。S先生在接受健康檢查時，被告知有高血壓和糖尿病，於是來找我諮詢。

因為他不想吃藥，我建議他在可以忍受的範圍內，改正他的飲食習慣，一天花一個小時聽自己愛聽的音樂，同時一邊欣賞夜景，在河堤邊散步。

「只花一個小時會有多大的效果？」一開始他對我的建議半信半疑。半年後，S先生的體重降到六十多公斤，當然血壓與血糖值也都回到正常範圍，最棒的是他變得非常受女性歡迎。或許是因為這樣，他立刻和女友閃電結婚。

「只花一個小時會有多大的效果？」沒有人敢打包票，但我想是「只花一個小時」的念頭，徹底改變了他的生活習慣和想法。

12. 睡足七個小時

「睡覺不過是休息罷了。」

有這種想法的人，真是天大的誤解。人體的自癒力就是在睡眠時徹底修復和強化，若是睡眠不足，尤其是長期的睡眠不足，自癒力就會明顯下降（請參照下頁的圖表）。最好睡足七個小時，適當的睡眠時間多少會因人而異。雖然未必一

●睡眠時間與死亡風險

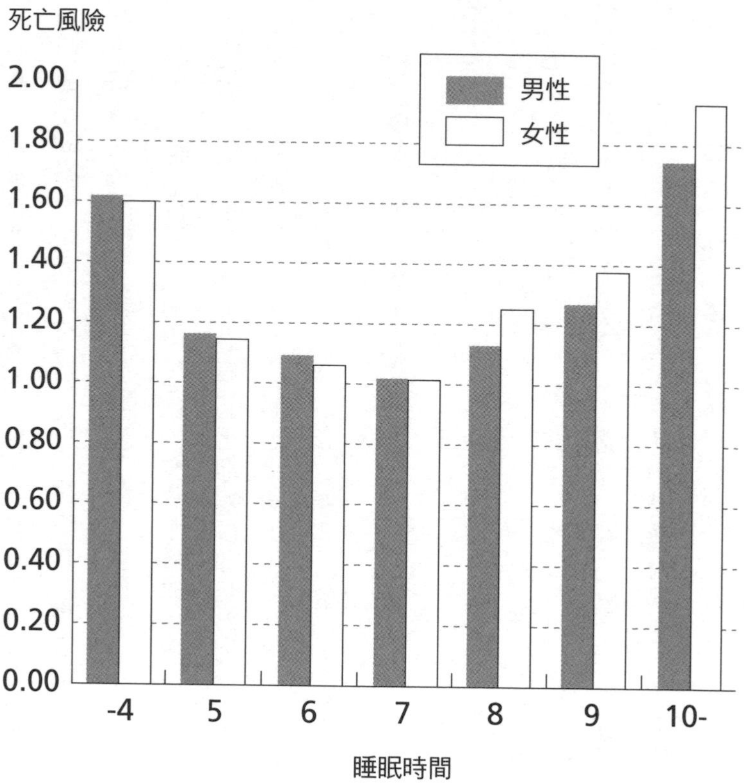

資料來源：玉腰曉子研究班論文（Sleep 27卷，51-51頁，2004年）。

定要睡滿七個小時，但如果隔天上午感覺昏昏欲睡，就代表你睡眠不足。

13. 出國旅行和閱讀

海外旅行和閱讀能幫助提高自癒力、增加淋巴球數量，這是針對癌症病患癒後的追蹤調查，所獲得的結果。

無論是海外旅行或閱讀，都是**在短時間內轉換時空、改變價值觀的好方法**。藉由旅遊和閱讀所受到的感動和文化衝擊，將會改變一個人的想法和生活方式，而且感受越強烈，淋巴球數也會跟著增加。由此現象，我認為也有助於提高自癒力。因此我建議癌症病患、慢性病患和壓力大的人，要多閱讀和出國旅遊。

五十歲的T先生是我的朋友，他在中小企業負責出納工作，是個一板一眼又很頑固的上班族。因為他工作認真，公司營運狀況非常好，「沒有時間」也就這麼成了他的口頭禪。當然，別說出國旅遊，他幾乎沒有休息時間，每天只知努力工作。多年前，他被診斷出高血壓和糖尿病，他也聽從醫生的建議，每天準時服藥（降血壓和降血糖藥）。

就在那時候，我剛好要去中國出差，強拉著他和我一起去，在與日本截然不同的環境和價值觀下，度過一個星期。他究竟感受到什麼，其實我並不清楚，但回國之後，T先生和以往有明顯的不同。雖然他每天還是很忙碌，但以往老掛在嘴上的那句「沒時間」，很少再聽他提起了。在那之後他又出國好幾次，高血壓和糖尿病的藥，他也慢慢的不吃了。

我還要再提U小姐的例子。U小姐是一位個性溫厚又知性的公司負責人，但罹患了任何人一眼就能看出來的過敏性皮膚炎，這也讓她煩惱不已。U小姐也是一位專注於工作的人，很少出去玩樂。在一次因緣際會下，她為了皮膚炎來找我諮詢。當時我建議她出國旅行散心，但她顯然興趣缺缺。

後來她在朋友的勸誘下，去了一趟峇里島。拜這趟旅行之賜，讓她後來又陸續去了峇里島好幾次，完全受到峇里島的吸引。有一天，U小姐突然發現，過去二十多年來一直困擾她的過敏性溼疹，出現了很明顯的改善，外人幾乎已經看不出來了。當然，她也開心的向類固醇說再見。

像這樣罹患慢性疾病的患者，其實都是心病造成的，或是背負了沉重的壓力，但我想本人是很難察覺的。而難以察覺的部分，往往因為價值觀的變化而顯現出來。我推測這是因為具有動能的內心變化，改變了身體環境。

不管怎麼說，海外旅行和閱讀，帶領我們暫時前往另一個時空旅遊，所產生的正向能量，會改善我們的身心狀況。這是一個提高自癒力非常有效的方法，怎麼能不善加利用？

14. 控制藥物攝取量

喜歡吃藥的日本人多到讓人意外，但所有的藥都是有毒的，這是一個非常重要的觀念，讓我不得不在此再重複一次。即使用藥的優點勝過有毒這個事實，也必須將服藥的時間縮到最短。當然人一定有非吃藥不可的時候，不過一旦不須服用，就要立刻停止。事實上，需要經常服藥的狀況實在少之又少，今後也請大家避免長期服藥。

提高自癒力的具體方式，我就介紹到此。

就算這十四個方法有助於提高自癒力，但如果抱著勉強自己的心情去做，恐怕效果也不會非常顯著，這一點請多加留意。身體在被管控的狀態下，會產生多大的壓力，前文已經詳述過。因此，一定要自身感受到這些方法帶來的優點，確實進行，這是非常重要的。

第五章

這樣「看」醫生才好得快

接下來的部分，我想談談該如何和醫生相處。要是勸大家「不要自找麻煩」或許有點過分，但如果可以一輩子不看醫生，真是人生最棒的一件事。可惜在現實生活中，人總是有必須求助醫生的時候。

不可以把自己當成生病的人

請大家不要誤解我的意思，這個標題並不是要大家不要看醫生。我指的是看診時應該抱持的心態——千萬不要把自己當成病患，降低了自己的身分。

要是大家都太老實，把自己當成病患，可說是正中醫生下懷。因為這樣，醫生在跟病患接觸時，就能安心扮演醫生的角色。從此之後，醫生處於強勢、病患處於弱勢的局勢，就再也無法扭轉。

雖然現在有所謂的醫療諮詢服務同意書、病患權利書、二次鑑定等制度，但強勢的一方終究是醫生，前述制度不過是強者偽裝的手段。醫生和病患雙方立場確立之後，醫生就會擺出專家的架子，接下來的治療過程，就會在醫生的主導下進行，這種方式也是醫生最習慣的形式。

在對方的地盤與對方開戰，其實是非常不利的，我想在醫療現場也是這樣。與醫生接觸時，要是你處於病患的立場，對你自己是不利的。理想的方式是以朋友的身分接觸，如果辦不到，至少也要用顧客的身分。如果不這麼做，就無法獲得真正的醫療服務。

因此「醫生大人」、「請您幫我看病」、「請您幫我醫治」、「請開處方給我」、「拜託您了」，這些話就省省吧。

你才是自己的主治醫生

你才是你生命的主人，自己的生命當然要自己負責。這話當然不是要大家別去看醫生，凡事都自己處置。我想人生在世，有很多時候必須善用醫生，有時也必須要到醫療院所接受儀器的檢測。但我認為做最後決定的人，應該是自己，不可以把一切都交給醫生判斷。

就拿買賣房屋來比喻，不會有人把一切事務都交給房屋仲介去打理。無論是房屋地點、土地、建築物和價格等，都得先蒐集資訊，取得一定程度的知識，再去找房地產專家或朋友商量，綜合各方建議和自己的想法。就算不是這方面的專家，最後決定購買物件的人還是自己。

不光是買房子，在購買重要物品，或對人生做出重大決定時，都可能會得到許多他人的建議，但最後做決定的人還是你自己。

無論吃藥或打針，都是人生大事，因為一個不小心就有可能喪命。這種大事竟然交給和自己毫不相干的人，天底下能有這麼愚蠢的事嗎？假設你因此送命，醫生卻還活得好好的，對醫生來說，頂多也只是某段時間在惡夢中驚醒罷了。

用常識就能判斷

無知會縮短壽命。

再拿買賣房屋為例，如果沒有基本知識、沒蒐集相關資訊，是不可以直接找上房屋仲介的。至少要具備某種程度的知識，能向對方提出問題，才有辦法跟仲介接觸。面對攸關自己性命的大事，每個人都要知道生病、健康或身心的相關知識，這可是保護性命的必要條件。如果毫不關心這些事情，其實就等同於放棄健康。如果以剛剛購屋的例子來說，這樣的人根本沒資格買房子。

但是，並非蒐集越多資訊就越好，我們還要擁有取捨或選擇資訊的能力，因此科學的驗證或合乎理論的思考方式都是必要的。如果覺得這些科學或理論的字眼很艱澀難懂，或許也可以簡單的說，就是以自然的想法或正向的思考來面對。

首先，以自己的頭腦來判斷是很重要的，尤其是日本人，往往過於依賴他人。你不能全盤接受電視、朋友或坊間傳言，取得資訊之後要仔細思考。別人不可能替你著想，他們只會顧及自身的利益。

前面提到肥胖症時，我也曾經講過，每當有新的減肥法出現，就不時可以聽見「前所未見的驚人減肥法」這類廣告詞，或許是真的，但真實程度到底有多少？這就是我們要思考的。從過去到現在，各式各樣的減肥法多如天上流星，不斷出現又消失，為什麼到現在，都沒有真正有效的減肥法問世？又為什麼這次出現的新減肥法，一定是最棒的？減肥法多如流星，這就是沒有一種是真正有效的鐵證。

還有，也經常可以聽到「只有這裡才有這種好處」這句話。然而，因為幾句好聽說詞就上鉤的人，多到實在讓我感到訝異。但你得先思考一下，這麼好康的事在你身上發生的機率，究竟有多少？這道理就和在賽馬場上兜售明牌是一樣的，如果那個人當真料事如神，這時就會出現兩個相互矛盾的理由：

第一、為什麼這位兜售明牌的人，會出現在你眼前？

第二、若他真能神準猜中，照理說他應該已經是個有錢人了，何必再靠兜售明牌維生？

第三、若是這麼容易猜中的話，賭金的賠率應該會調整，到手的獎金恐怕也只有一點點而已吧？

再回到醫病關係的話題，如果我們看了醫生，醫生也開了處方，我們為什麼需要吃藥？其根據（evidence㉚）是什麼？藥物的效果和副作用又是什麼？因為副作用而喪命的機率又有多高？有沒有其他方法？如果不吃藥會怎樣？這個藥必須吃多久？成本是什麼？能否根治？真能達到對症下藥的效果嗎？如果是醫生自己，會不會吃藥？這些問題都是最基本的。

在我從事醫療諮詢這麼長的時間以來，最令我感到意外的是，居然有很多人，連自己服用的藥物名稱是什麼都不知道！

為什麼會這樣？藥物是具有毒性的，一定會有副作用，甚至有喪命的可能。醫生要你吃藥，卻什麼問題也不問、只乖乖回答好的人，我實在很難理解這些人的想法。這就像連對方長相、性格和年齡都不知道，就要跟對方結婚一樣，這種人生宛如一場賭注。

私下問才聽得到實話

我試著為醫院重新定義角色，我認為醫院可以稱得上是「醫生和病患合作演

㉚ evidence：實證、證據的意思。在醫學上，意指某種治療法用於某種疾病或症狀上的治療效果，並且以正當的證據或檢證結果來佐證（這樣的用法也可以稱上是實證）。是否有實證也成為選擇該項治療法的必要條件。但由於每個人先天體質上都有差異，如果將這些差異納入思考的話，實證或許就不是那麼準確了。為什麼會這樣？因為「實證」是以「大家都是一樣」為前提，追根究柢，或許醫學本身並不科學。

戲的舞臺」。演戲終究是演戲，不管演技多逼真，依舊不是現實人生。因此，**與醫院維持最低限度的來往，才是最聰明的**，沒必要一直住院或經常去醫院看病。

我認為與醫生來往的場合，最好在醫院以外，因為這樣你**和醫生的關係，才能維持在人對人的對等立場，才能聽見醫生的真正想法**，而不是社交辭令。換一個比較極端的說法，只在醫院和醫生見面，對大家並沒有任何好處。我希望大家知道，醫生也可以跟病患建立醫病以外的關係，與醫生見面的場所，也不要執著在醫院這個舞臺。

設法交到醫生朋友

想要提高自癒力，身邊若有一個能給你真誠建議的醫生是很重要的。但就如同上述提及的，在醫病關係裡，病患其實很難聽見醫生的真心話。

在醫療現場時，大部分醫生都是以既定的醫療原則與程序看診，短短的三分鐘看診時間，當然很難和醫生變成好朋友，因此最好在私底下尋找身邊有沒有好醫生。至於如何分辨醫生的好壞？其實只要讓對方看了這本書就知道了。有良心的醫生應該會贊同本書的內容。

在醫療現場的諮詢中，常會遇到下面的情況。

主治醫生說：「你一定要準時吃藥。」病患聽到這句話，詢問了醫生友人，結果朋友告訴他：「這種藥的效果的確很棒，但持續服用的話，致癌的可能性很高，其實我不建議你吃。因為你是私底下問我，我才老實說的。」

這兩位醫生都是某國立大學醫院的教授。我多麼希望這樣的回答，不是只有私底下才能聽見。面對這樣的情況，通常我都會告訴對方：

「（醫生）朋友的建議，絕對比醫生的建議來得可信。」

大多數時候還真是如此。

醫生也是人，面對朋友總是最能說出心裡的話，這是好醫生的特徵。但是，大學教授、大醫院院長或部長，基於職務的立場，或許不太會說出真心話。在公開場合的發言，就會顯得刻板且不近人情。因此如果可以的話，最好盡快認識值得私下建立交情的好醫生。

好醫生應該具備的條件

要在私底下找到肯說真話的醫生並不容易，所以在交到醫生朋友前，若能把醫生視為專家，善加利用也是不錯的。但記住不要太依賴醫生，免得適得其反。

在我與癌症病患接觸的過程中，過度信賴醫生的病患往往很早就過世，我對這種結果感到不可思議。也許現在醫生素質變差了是原因之一，但要是病患本身缺乏自立自主的精神，自癒力是不會提高的。

另外，在善用醫生時，大家要留意以下兩點：

第一、**那位醫生是否會正確判別疾病的輕重緩急？**

第二、**能否正確判讀健康檢查報告？**

如果這兩點都沒問題的話，剩下的就是枝微末節，不必太在意。

我在第一點把疾病的分類，以疾病的輕重緩急來取代。能正確分類疾病，是醫生最重要的使命。到底病患需不需要治療？如果需要治療的話，是要介紹給其他科的專門醫生、還是自己就可以解決？在短短的問診時間內，對這些問題做出決定，考驗醫生的能力。如果醫生判定病患屬於第一類疾病，那麼和醫生的接觸，基本上就到此為止。

「健康」檢查？

接下來，我們來思考健康檢查的方式。如果只是盲目的接受健檢，其實沒有太大的意義。若懷疑自己可能罹患某種疾病，帶著明確目的接受檢查，這才是聰明的做法。

所謂有目的性的檢查，很多時候都是針對癌症。年過四十以後，最好每年接受一次健康檢查。社會上關於健康檢查有許多不同的看法，有人認為就算檢查了也沒有意義，但就癌症病患的紀錄看來，健康檢查是十分有用的。

或許我的說法有點直接，但在我看來，**除了癌症，其他疾病並沒有所謂發現得太晚的問題**。因此，對於早期發現這一點，也就不必太在意了。在接受健康檢查時，還是要以某種癌症為目的來做檢查，才是正確的。

而面對健康檢查的態度，包括以下兩點：

第一、健康檢查絕對不是萬能，千萬不能認為「健檢報告沒問題，就不必擔心」，頂多只能把健檢報告視為一種參考。

第二、**健康檢查不過是早期發現的手段之一，而非預防疾病的方法**。善用健康檢查是有用的，但更重要的是提高自癒力。

看診不要太客氣

多數醫生通常比較難招架厚臉皮的病患，因此看診時，你不必太客氣。最好能積極與醫生交談或發問，這麼做對病患是有幫助的。在我接觸了這麼多癌症病患之後，這種感受尤其強烈。想法很自我中心、又有點厚臉皮的人，通常癒後的情況都非常良好。

我每天都要面對癌症病患，進行醫療諮詢，通常癌症病患可分成兩種。第一種病患非常謙虛又客氣，不太會主動提問。第二種病患則是不斷提出問題。如果站在醫生的立場，當然會認為第一種病患最好處理，但就結果而言，這種病患癒後情況都不太好。另一類態度固執、不斷發問的病患，老實說偶爾會讓我感到厭煩，但因為彼此溝通良好，治癒率往往因此提高。

或許積極面對的態度，對治療有加分的作用。但醫生在病患積極的提問下，比較會主動提供相關資訊，也是不爭的事實。再者，醫生通常也會對這種強勢病患投以較多的關愛眼神。

你認真，醫生才會認真

有些人看病時是不做筆記的，我對這樣的做法感到懷疑。對於攸關性命、如此重要的事情，怎麼可以雙手空空前來？簡直太過草率！會讓醫生想為病患治病的心涼了一截。

這一點不光是我，想必其他醫生也會這麼想。病患態度積極，醫生會認真看待，第一次看診就會有相乘的效果。看診時做筆記或攜帶錄音器材，重點不光是要記錄從醫生那裡獲得的重要資訊，而是要能鉅細靡遺的掌握相關資訊。這些資訊在尋求第二意見時，是非常有效的。

病患在看診時展現出認真的態度，更會促使醫生發揮真本領。

治療方法要定期檢討

現在所接受的治療是什麼樣的治療？

會有什麼樣的效果？

有何種程度的副作用（缺點）？

我想這是每位病患都應該要知道的事。

當然大多數醫生，都是傾盡全力為病患治病，但不可否認的，還是會發生某種程度的失誤。另外，一位醫生通常是很多位病患的主治醫生，很難完全記住每位病患的情況，因此如果把一切責任都交給醫生，其實風險是很大的。根據我從事醫療諮詢的經驗，有很多案例就是因為醫生沒有即時發現單純的失誤，進而導致病情惡化，這實在讓人感到惋惜。但不得不說，這就是日本醫療的現況。

具體而言，在掌握自己的病情以及治療內容的同時，也要營造定期檢討治療方法的機會。比方說服用醫生所開的藥，如果老是吃同一種藥，就會是個問題。

病況應該會隨時間有所變化，使用的藥物當然也要跟著改變。慢性病患往往都是吃著相同的藥，接受相同的治療方式。嚴格來說，不應該發生這樣的情況，但病患卻默許這樣的情形持續存在。我認為，病患自己偶爾要敦促醫生，重新審視治療內容。

不必給醫生紅包

前來找我諮詢的病患中，偶爾會有某些病患欲言又止的問：

「我不知道該不該問您這樣的問題，但周圍有人這麼做……不知道該包多少紅包給醫生才好？可以請您告訴我大概的數字嗎？」

我的回答通常是：

「不需要介意這種事，你還是專心治病比較重要。」

「不需要包紅包給醫生。」

「醫院候診室裡也張貼了公告，希望病患不要送紅包給醫生。如果一定要表示謝意的話，等出院的時候，送一份兩、三千日圓左右的禮物就行了。」

在大部分的醫院裡，都可以看到印著「請不要包紅包」的告示，簡直就像動物園裡「請不要餵食動物」的看板，非常引人注目，可見送醫生紅包這個陋習，至今仍未改善。

日本一直到昭和三十年代（一九五五至一九六四年）為止，醫療費用都沒有公定價格，全看個人意願，病患根據每個人的收入支付醫藥費，因此會有病患送紅包給醫生。或許這個送禮的習慣，傳達了病患對醫生的感恩之情，但並非很好的風氣。

我在這裡所說的送紅包，指的是在進行手術以前，偷偷塞給主治醫生或執刀醫生一筆錢。如果是在出院時，為了表達個人謝意，送給照顧的護士或主治醫生禮物，我認為這也合情合理，沒有太大的問題。這樣的謝禮大可光明正大的送給醫護人員，是名正言順的謝禮。（按：臺灣的公立醫院醫護人員，須遵守「公務員廉政倫理規範」，不可收受病患的贈禮。）

但相較於前者，紅包常常得在私底下偷偷摸摸的給，屬於偷偷摸摸的謝禮。接下來我要告訴大家，我不喜歡這種偷偷摸摸的謝禮，有以下幾個理由。

最大的理由，是送紅包會在醫病之間製造很大的藩籬。請大家先想想自己是怎麼和朋友相處的？假設你請朋友幫忙，會給朋友一筆錢當謝禮嗎？我想應該沒有人會這麼做，而是選一份朋友會喜歡的禮物送他。如果是朋友求助於你，我想情況也相同。無論是送禮的一方或收禮的一方，這樣的做法都非常自然。如此一來，會讓朋友之間的關係更圓滑、感情更好。

我這樣解釋，相信大家應該都懂了。如果你送紅包給醫生，表示你對醫生很見外，而且是以直接了當的方式告訴他。收下紅包的醫生，從此以後和你的醫病關係，肯定非常冷淡。

我想每位病患心裡，多少都有希望受到特別照顧的心態。如果大家都送紅包而自己不送，免不了會擔心自己得不到合理的對待。但是這樣的謝禮，其實是不需要的，而且沒什麼意義，甚至是一種負面效果。

一位認真的醫生是不會收禮的。在拒絕病患的同時，反而會出現一種不愉快的情緒。有些醫生會認為病患把自己視為是可用金錢左右的人，而傷了醫生的自尊心。

如果是我的話，我可能會認為「一定是周遭的人這麼說，才讓病患這麼做」。對某些醫生而言，收下病患送的紅包反而會造成壓力。當然也有些名醫對病患送紅包，一點都不覺得奇怪，收得心安理得。不管怎麼說，送禮給醫生，絕對不會加深病人和醫生之間的關係，反而會讓醫生拒你於千里之外。

事實上，假如醫生真的收下病患的紅包，也不會因此在診療時，對病患的情況斟酌再三。當然，病患沒送禮的話，醫生也不會隨便看診。或許真的有極少數醫生，會因為病患是否送禮或紅包金額多寡，影響他對待病患的態度。如果真有這種情況發生，請告訴我，讓我揪出這種醫界敗類。

話題有點扯遠了。其實醫生有百百種，剛畢業的菜鳥醫生和經驗豐富的資深醫生，本來就有差別，每個醫生的資質或能力也有不同，但每個人都想找好醫生看病。基於病患這樣的想法，我認為，應該要建構醫生的評鑑制度，由病患與醫生來評鑑，並將評鑑結果公諸於世；而依據醫生的評價結果，將看診的費用分成數個等級。我認為確實有必要採取這樣的做法。

回到之前的話題，對醫生而言，病患送他紅包，倒不如彼此維持朋友般的關係，反而會讓醫生易於治療，提高病人的自癒能力。就這些點看來，不送紅包給醫生，對醫生和病患都有很大的好處。

請把醫生當成平常人

在這裡，我問大家一個問題。大家認為醫生以什麼樣的人居多？老實說，到目前為止，我問過很多人同樣的問題。結果，姑且不論好或不好，很多人都認為醫生和自己是屬於完全不同類型的人。老實說，這真是個天大的誤解。

為什麼我會問這個問題？因為大家越是把醫生視為特殊人物，就越難聽到醫生最真誠的建議，對治療反而一點幫助也沒有。因為大家把醫生視為特殊人物，他就得更仔細扮演好醫生的角色。換言之，醫生扮演的是「絕對不會成為病患的醫生」，使得醫生必須以客觀角度看待病患，反而陷入了「自己絕對不會是病患」的錯覺中。這種「醫生的偽裝」，也成為一種常態。

但事實上並非如此，醫生也有可能成為病患。事實上，醫生並沒有特別長壽。就因為某些人說「醫生是神聖的職務」，而招致眾人的誤解。職業當然不分貴賤，但這世上沒有所謂神聖的職務，醫生也並非全是優秀的人才。

很多醫生，包括我自己在內，脫下白袍後是一位謹慎的人，穿上白袍（象徵權威）則常會引以為傲。我認為這一點不光是醫生，其他職業也是一樣。

不要反抗、不要服從

俗話說：「愚蠢的人不值得害怕，但有權力（學問）的愚蠢是最教人害怕的。」事實上的確如此。因此，最好的辦法就是「不要反抗、不要服從」，這一點對醫生也適用。

如果可以遇到醫術優秀、人品又好的醫生，實在是件幸運的事，但機率就像中樂透那麼低；不是所有醫生都有好品格，有些醫生腦袋硬得跟石頭一樣，讓人難以招架。而且，對於這樣的醫生，一味跟他吵架也沒有用。

只要想辦法從醫生那裡獲得有用的資訊，適度的奉承醫生，善用醫生的資訊，這才是上上之策。換言之，以高明的手段與醫生相處，對你來說才是最重要的事。

第六章

一起終結喜劇疾病

如同大家所知，日本政府正在努力控管醫療費用。但仔細想想，這實在不是一項明智的政策，放任這麼多肥羊病患不管，就算成功抑制了醫療費用，醫療體系還是會越來越糟。

我們的醫療費用都用到哪裡去了？

為什麼我會這麼說？

一味抑制醫療費用、刪減醫生的看診費，結果會變得如何？表面上醫生無法反抗，也不會公開和政府作對，但醫生畢竟不是笨蛋，山不轉路轉，醫生會不斷開發新病患，想盡各種辦法留住手上的肥羊病患。結果，不光是助長醫療費用的過度浪費，本來應該要全力治療的病患，反而得不到該有的重視。

其實政府想要抑制醫療費用的理由相當薄弱，和其他先進國家相比，日本醫療費用占GDP的比率非常低，這是全球都知道的事實。醫生人數很少、醫療費用被嚴重壓低，就是日本的醫療現況。（按：根據中華民國開發性製藥研究協會（IRPMA），委託資誠普華國際財務顧問有限公司（PWC）所做的「二〇

●各國醫療費用占GDP的比率

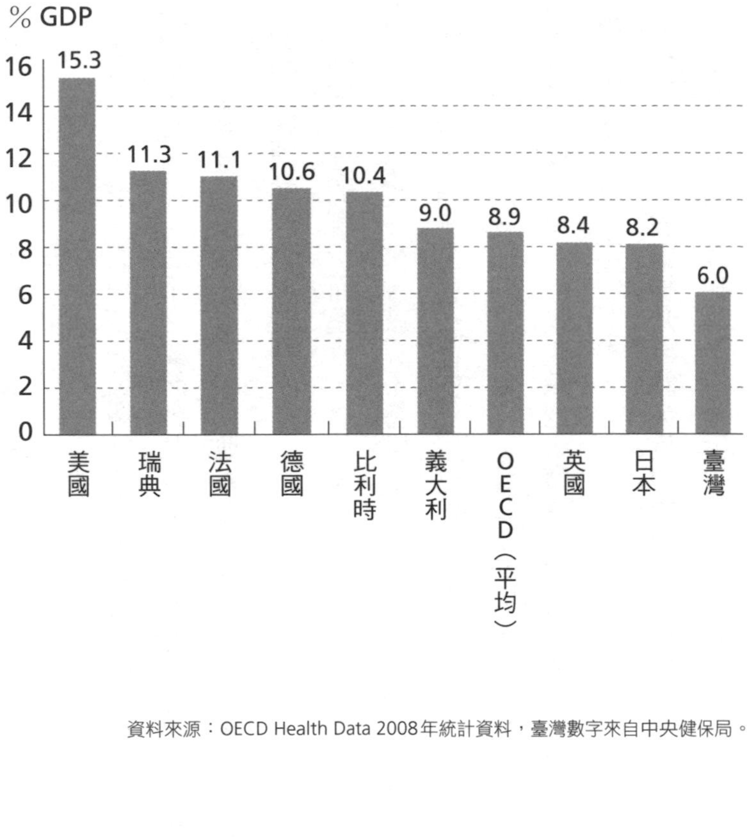

資料來源：OECD Health Data 2008年統計資料，臺灣數字來自中央健保局。

二三臺灣健康投資報告」顯示，臺灣整體醫療支出GDP占比僅六．一%，日本則為一一%。）

醫療費用是人民對國家安心程度的象徵性指標，如果政府不把錢花在醫療費用上，會用在哪裡？將預算花在不必要的公共事業，或無能的公務員、政治人物身上，根本就是一種浪費。順帶一提，和其他先進國家相比，日本的公共支出在全球也是很有名的高（請參照下頁的圖表）。

醫療技術會隨著科學的腳步而進步，以往沒有的檢查和治療會逐漸普及，醫療費自然也隨之提高。這麼一來，就算不特別浪費，醫療費用也會逐漸增加。對病患的治療照顧越完善，國家整體的醫療費用當然也會越來越高。

如果是為了改變醫療體系而提高費用，我是贊同的；但若只是刪減醫療費用，我認為這種論點似嫌偏頗，光是刪減老人醫療費或醫生的診療費，對抑制整體醫療支出來說，應該沒有太大的效果。

在目前的醫療現況中，放棄提升自體免疫力的病患，對醫院來說就是一種肥羊。老實說，放棄自己、只想靠吃藥維持健康的第一類疾病病患，對國家的醫療

●各國公共支出

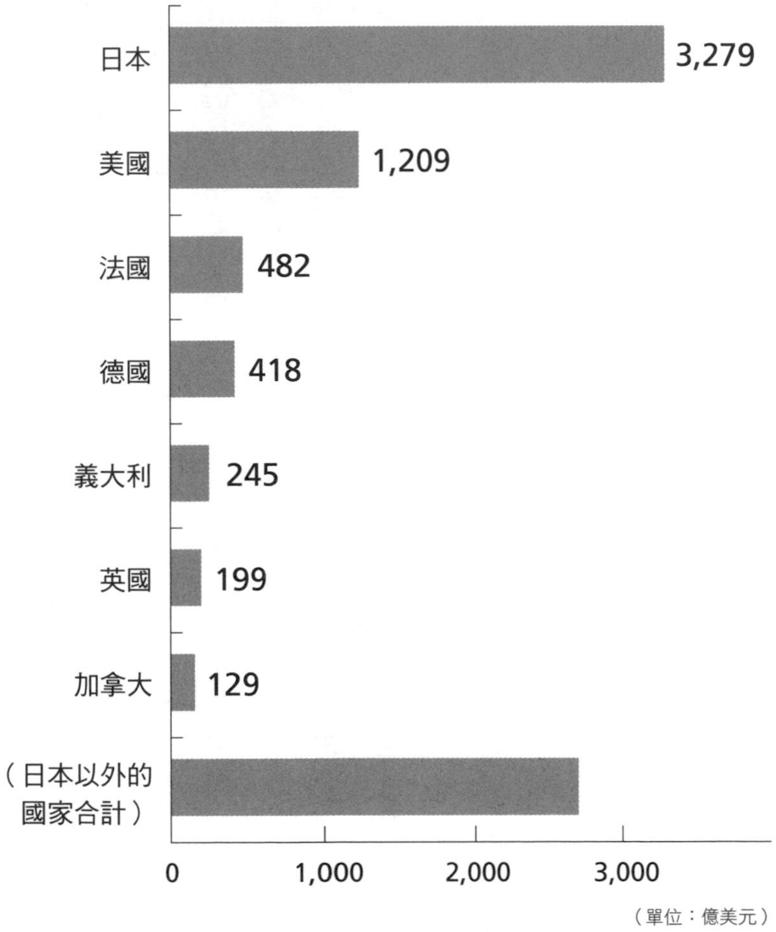

資料來源：1995年OECD資料。臺灣部分經查財政部統計資料，1999年為424億美元；2008年為912億美元。

資源就是一種浪費，同時也把自己逼上絕路。

這是一個惡性循環

另一方面，不懂得善加利用人體與生俱來的自癒力，對真正需要醫生幫助的病患也會造成麻煩。這些病患明明不須求助醫生，卻蜂擁上醫院或診所，讓真正需要醫生仔細看診的病患，得不到妥善的醫療照顧。

最近大家常常聽到「癌症難民」這個名詞，可見立志要和癌症病患一起對抗疾病、願意竭力治好病患的醫生越來越少了，這也導致越來越多癌症病患找不到好醫生。若要追根究柢，就是當今的醫療生態製造出太多肥羊病患。

在這種種醫療生態下，想要努力救治病患性命，而投身這個行業的年輕醫生們，面對的都是不需要醫生也能痊癒的第一類疾病病患。久而久之，許多年輕醫生便會逐漸失去鬥志，對工作的態度日漸消極。

經過我的說明後，我想大家應該已經非常了解，肥羊病患造成的負面影響。但如果有一天，這些肥羊病患都消失了，醫生會不會面臨困境？短時間之內，也許會讓醫生的收入減少，但醫生也必須改變自己的心態才行。就結果而言，其實對醫生一點影響也沒有，因為醫生不是笨蛋，就算少了肥羊病患，一定也能找到其他生存之道。

如何將醫療資源用對地方

我自己也是醫生，沒必要故意出這種自尋死路的點子，而且我也不是為了解救肥羊病患才寫這本書的。我之所以寫這本書，有兩個原因。第一，是希望有朝一日，能將第二類疾病都變成第一類，將第三類疾病變成第二類、甚至第一類。第二，則是盼望能改善醫療環境，讓醫生更能發揮本領、更舒適的看診，甚至專心埋首於研究工作。

治療第二類疾病的病患，或是研究如何將第三類疾病變成第二類疾病，不但耗費金錢和時間，同時也不是件很有效率的事。關於這一點，我們要以更寬容的態度來對待。但在目前薄利多銷的醫療體制，以及要求合理化、抑制醫療費用的政策下，這是絕對無法達成的課題。

我們以癌症為例，如果是初期或第一期的話就算了，從第二期後半到第四期，光靠現今的三大主要治療方式（手術、放射線、抗癌藥物）、標準治療程序（依照標準治療手冊進行，不加斟酌調整），實在很難完全抑制癌症的復發或轉移，而確實日本有超過半數的癌症病患，會在三年內復發或轉移。就這點看來，現今的醫療環境，絕對不是能讓癌症病患安心的狀態。

這些癌症復發或移轉的病患，多數都沒能及時發現癌症，但其實是主治醫生沒能讓病患及早發現，因此除了三大治療方法，應該要再尋找其他治療方式。

我認為光靠標準治療手冊的三大治療方式，來醫治癌症（所有慢性病患都適用）的想法是錯誤的，三大治療方法只能說是延長時間的手段。想要治療癌症，應該依照每個人不同的狀況適度調整，藉著心理治療、改善營養和血液循環，或是恢復自律神經的平衡、提高自癒力，這才是必要的。

中期的癌症或復發、移轉的癌症，光是照本宣科的治療方式，是無法讓病患痊癒的，應該要採酌每種方法的優點，重新組合才行。為患者施行合適的手術、選擇抗癌藥物，決定劑量、給藥方式、放射線的照射量、照射方法，同時加入中醫療法或替代療法等，這些項目都缺一不可。我相信這麼一來，治癒率一定會提高很多，但相對的也會消耗不少金錢、時間以及人力資源。這種做法相對於追求效率化的現代社會，似乎顯得格格不入。

醫學研究也是如此。針對一定要治療的病人進行研究，這跟經濟效益可是背道而馳。無論企業或國家，通常不會把錢砸在需要花時間的研究上。很難治癒的疾病，多得數不完，比方說癌症、神經麻痺、視覺障礙等，不勝枚舉。

我認為，想要致力於解決這些疑難雜症的醫生，其實不在少數。擁有聰明頭腦的醫生相當多，但可惜現在的大環境沒有給他們舞臺，好好發揮這樣的想法和頭腦。如果掌握莫大的權力和金錢，很容易就能實現我的兩個想法，但事實上我沒有權力也沒有錢，因此只能尋找其他的解決之道。

我一直在思考，有沒有辦法能真正實現上述兩個希望，最後我得到的答案是：醫生和病患一起努力，讓肥羊病患消失，是最實際、同時也是對所有人都好的方法，是決定醫療和醫學今後走向的關鍵對策。

再怎麼有理的論點，如果無法獲得對方的理解，還是不會讓人願意付諸行動，而且只要既得利益者還在，事情就無法有重大改變。唯有當每個人都能感受到好處時，才會願意起來行動，事情才有改變的可能。

將第二類疾病變成第一類疾病，將第三類疾病變成第二類、甚至是第一類疾病，是所有醫生的共同願望。如果可以參與這樣的醫學計畫，又不必擔心生活家計，全心投入研究或臨床實驗，我想這對醫生來說是非常幸福的。然而，現況是很多醫生雖然有心，卻礙於工作忙碌以及顧及家計，而無力實現心願，他們對這樣的自己充滿了無力感。

如果能減少沒有意義的負擔、增加有意義的工作，我想任何一位醫生都會感到高興的。要是有醫生不因此高興的話，我想他已經不是醫生，只是普通的生意人，根本不必為他們操心；若能就此淘汰這些無用的醫生，也是喜事一樁。

醫療體制一定會改變！

很多醫生都對醫療制度不滿，他們不滿不是為了自身的利益，而是想到患者的處境。但是光憑醫生的力量，要改變當今的醫療制度，實際上是不可能、且無能為力的，包括我自己在內，所有醫生都非常了解這一點。

擁有俠義心腸的醫生高舉正義的旗幟，結果卻被巨大又僵硬的醫療體制擊垮，而且喊得越大聲，只會對自己越不利。就算有國家權力為後盾，也無法獲得任何回報，只會讓自己陷於絕境。

我當然也不認為光靠正義或道理，就能改變當今的醫療體制，況且勉強去改變，也沒有任何意義。在改變醫療體制之前，應該要先思考改變的目的何在。或許我已經重複了好多次，但我還是要不厭其煩的再說一次：完全治癒第二類疾病，將第三類疾病變成第二類、或是變成容易治療的疾病，是我由衷的願望。

有什麼方法可以達成我的願望？眼前的選項裡面，我認為肥羊病患的消失是最實際、也是最可行的。肥羊病患越多，醫療體制就越不可能有改變的一天。

然而，讓我們看看現在的政局。民選制度理應是要貫徹民主主義，但事實並非如此，面對現在的政局，相信很多人都會覺得：「怎麼會有如此愚蠢的事情發生？」對政府政策感到憤怒的人，肯定不在少數。日本社會保險廳居然會搞丟民眾的年金紀錄，這種根本不應該發生的失誤，如今卻發生了。

依照常理判斷不可能發生的事，卻發生了，是因為肥羊選民人數眾多。雖然還稱不上愚民政治，但日本的現狀卻已經相當接近。聽信候選人的好聽話，盲從候選人的超高人氣，礙於人情壓力，因為認識、長相好看、知名度高……因為荒唐的理由選出荒唐的議員，形成荒唐的國會和政府，擬定出荒唐的政策。到頭來，純真的選民就是逼死自己的兇手。這些政治人物或官僚總是在找肥羊選民，只要肥羊選民人數夠多，這個社會就無法改變。

回到正題。如果病患能夠覺醒，不再扮演肥羊病患，一定能扭轉現在扭曲的醫療生態，與薄利多銷的惡劣制度。

我認為沒有必要刪減醫療費用，只要肥羊病患不存在，馬上就能將三十三兆日圓的醫療費用，節省一半以上。這麼一來，門診人數一天頂多五到十人，就能支撐醫院的營運。

醫生一天只看診五到十人，醫病關係才會出現人與人的對等溝通，才能擁有讓自己滿意的醫療品質，提高醫生的成就感與受人尊敬的程度。許多慢性病患就算生的是同一種病，每個人的情況也不相同。醫生得好好和病患溝通，才能和病患一起找出最合適的治療，或提高自癒力的方法。

結語

拒當肥羊病患，喜劇疾病交給自癒力

喜劇疾病可以交給自癒力負責，這是我的論點，因為人體的自癒力本來就能治好疾病。身為醫生，不應該把喜劇疾病當成對手，而是要與悲劇疾病相對抗。明明是靠自癒力就能痊癒的疾病，卻跑去找醫生，這是非常浪費社會資源的事。

我們固然要改進過度浪費醫療費用的現象，但是絕對不能節省必要的醫療費用。也就是說，花在喜劇疾病上的醫療費用是一種浪費，會排擠、壓縮其他必須支付的醫療費用。我認為，如果政府為了將第三類疾病變成第二類疾病、第二類疾病變成第一類疾病而需要花錢，多投注一點醫療費用是值得的。對於將國家經費花在這上頭，任何一位國民應該都會表示贊成。

但像現在這樣，稅金被濫用在公共工程和公家機構上，我想應該沒人會繳稅繳得很開心；但如果稅金是用於將悲劇疾病變成喜劇疾病，我會很樂意繳稅。

醫療資源應該要利用在非治不可的疾病上，而不是把錢花在容易治療的疾病。國家經費不應該用於建立一個美麗或強盛的國家，而是打造一個讓民眾安心的國家。

但社會風氣總是逆向而行，要對抗這股潮流，最重要的是每個人都要有獨立思考的能力，不讓自己成為肥羊。肥羊一定會被聰明的有錢人、政治人物和官僚利用，因此千萬不要成為肥羊病患、肥羊顧客、肥羊國民。

只要每個人都有自覺，改變社會風潮的思想一定會發芽，當然，醫學或醫療現狀也是。我是對新風潮的發芽充滿了期待，才寫下這本書的。衷心盼望這個世上，悲劇疾病能就此消失，而我的幻想也差不多該到此結束了。

國家圖書館出版品預行編目（CIP）資料

90%的病自己會好！：哪些病其實不必吃藥？如何用小習慣啟動自癒力？／岡本裕著；黃文玲譯. -- 三版. -- 臺北市：大是文化有限公司，2024.01
224面；14.8×21公分. --（EASY；125）
ISBN 978-626-7377-44-4（平裝）

1.CST：國民健康管理

412.5　　112018841

EASY 125

90%的病自己會好！

哪些病其實不必吃藥？如何用小習慣啟動自癒力？

作　　　者／岡本裕
譯　　　者／黃文玲
美 術 編 輯／林彥君
副　主　編／劉宗德
副 總 編 輯／顏惠君
總　編　輯／吳依瑋
發　行　人／徐仲秋
會 計 助 理／李秀娟
會　　　計／許鳳雪
版 權 經 理／郝麗珍
行 銷 企 劃／徐千晴
業 務 專 員／馬絮盈、留婉茹、邱宜婷
業 務 經 理／林裕安
總　經　理／陳絜吾

出　　　版／大是文化有限公司
臺北市100衡陽路7號8樓
編輯部電話：（02）2375-7911
讀 者 服 務／購書相關資訊請洽：（02）2375-7911　分機122
24小時讀者服務傳真：（02）2375-6999
讀者服務E-mail: dscsms28@gmail.com
郵政劃撥帳號：19983366　戶名：大是文化有限公司
法 律 顧 問／永然聯合法律事務所
香 港 發 行／豐達出版發行有限公司 Rich Publishing & Distribution Ltd
香港柴灣永泰道 70 號柴灣工業城第 2 期 1805 室
Unit 1805, Ph. 2, Chai Wan Ind City, 70 Wing Tai Rd,Chai Wan, Hong Kong
電話 :2172-6513　傳真 :2172-4355
E-mail：cary@subseasy.com.hk

封 面 設 計／林雯瑛
內 頁 排 版／Winni
印　　　刷／緯峰印刷股份有限公司

■ 2024年1月三版
ISBN／9786267377444
電子書ISBN／9786267377512（PDF）
9786267377529（EPUB）

Printed in Taiwan
定價／新臺幣360元
（缺頁或裝訂錯誤的書，請寄回更換）

本書內容僅供參考，鑑於正確的飲食及治療方式，須視年齡、性別、病史等而異，請讀者自行評估健康風險，或向專業醫療人士尋求更具體的方案及處方。